GUÍA DEFINITIVA DE SUPLEMENTACIÓN PARA EL RENDIMIENTO Y LA SALUD:

Optimiza tu Cuerpo y Mente con Suplementos Esenciales

Guía Definitiva de Suplementación para el Rendimiento y la Salud: Optimiza tu Cuerpo y Mente con Suplementos Esenciales

Sumérgete en esta completa guía sobre suplementación, diseñada para ayudarte a entender, elegir y aprovechar al máximo los suplementos que respaldan tu rendimiento físico y mental. Desde atletas de alto rendimiento hasta personas que buscan mejorar su bienestar general, este libro ofrece una visión fundamentada y accesible sobre cómo la suplementación adecuada puede optimizar tu vida. Explora los beneficios, dosis recomendadas, y evidencia científica detrás de cada suplemento, descubre cuándo y por qué considerarlos, y aprende a integrarlos en tu día a día para alcanzar tus objetivos de manera natural y efectiva.

Con un enfoque en la personalización, este libro también aborda la importancia de adaptar la suplementación a tus necesidades específicas, considerando el ejercicio, la alimentación, el descanso, y la salud integral. Acompañado de consejos prácticos, tablas informativas y un enfoque inclusivo (opciones veganas y alternativas vegetales), esta guía es tu referencia esencial para transformar tu energía y salud desde dentro.

Índice

- o Mecanismo de acción y dosis óptimas
- o ¿Quién debería considerar la suplementación?
- o Interacciones y precauciones con otros suplementos o medicamentos
- o Fuentes veganas y datos científicos clave

- **Melatonina**

  - o La melatonina y su papel en la regulación del sueño
  - o Dosis, cuándo tomarla y efectos secundarios potenciales
  - o Recomendaciones para el jet lag y alteraciones del sueño
  - o Alternativas naturales y precauciones
  - o Evidencia científica y su relación con la calidad del descanso

- **Ashwagandha**

  - o Adaptógeno natural y sus efectos en el estrés y la energía
  - o Dosis recomendadas y beneficios comprobados
  - o Efectos secundarios y contraindicaciones
  - o Alternativas de ashwagandha para veganos y consumidores naturales
  - o Estudios sobre su relación con el ejercicio y la recuperación

4. **Guía Práctica de Suplementación según Necesidades Personales**

   - o Cómo personalizar tu plan de suplementación
   - o Suplementos según objetivos: rendimiento, salud mental, longevidad
   - o Recomendaciones para adolescentes, adultos, y adultos mayores
   - o Tablas de referencia rápida por tipo de suplemento y dosis

5. **Consejos para Potenciar los Efectos de la Suplementación**

   - o La relación entre ejercicio, alimentación y descanso
   - o Combinaciones útiles y suplementos sinérgicos
   - o Ritmos circadianos y el mejor momento para cada suplemento
   - o Hábitos para optimizar el rendimiento físico y mental

6. **Estrategias de Motivación y Mentalidad para Lograr tus Objetivos**

   - o La Importancia de la Mentalidad Positiva
   - o Establecimiento de Metas SMART
   - o Visualización y Mentalidad de Éxito
   - o Técnicas de Automotivación

- o   Lo que la ciencia respalda frente a creencias populares
- o   Cómo evitar caer en marketing engañoso y comprar de forma informada

12. Consideraciones Finales y Planificación de Tu Suplementación

- o   Cómo hacer un seguimiento de tus resultados
- o   Recomendaciones para iniciar con la suplementación de forma segura
- o   Cómo adaptar tu suplementación con el tiempo
- o   Fuentes confiables de información y estudios actuales
- o   Preguntas frecuentes

13. Recursos Adicionales y Bibliografía

- o   Referencias científicas y lecturas recomendadas
- o   Sitios web y aplicaciones para monitoreo y optimización
- o   Libros y artículos para profundizar

Introducción a la Suplementación

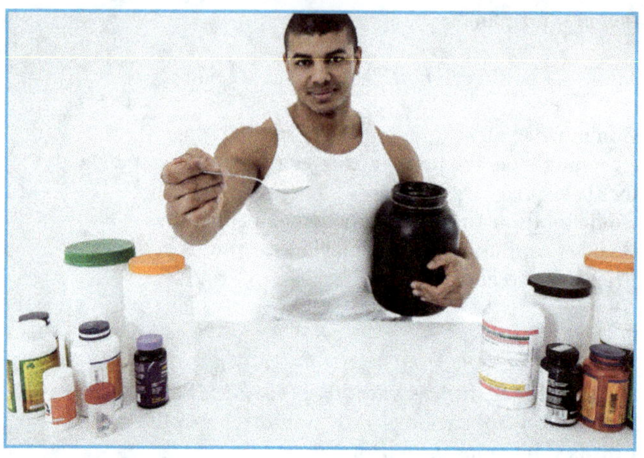

¿Qué es la Suplementación y Por Qué es Importante?

La suplementación se refiere al uso de productos diseñados para aportar nutrientes específicos o compuestos bioactivos que pueden no estar disponibles en cantidades suficientes a través de una dieta convencional. Estos suplementos incluyen vitaminas, minerales, aminoácidos, ácidos grasos, extractos de plantas y otros compuestos que promueven la salud, el rendimiento deportivo, la recuperación y el bienestar general.

El estilo de vida moderno, marcado por el estrés, una alimentación rápida y la exposición a factores ambientales desfavorables, puede llevar a deficiencias nutricionales o a la incapacidad de cubrir nuestras necesidades solo a través de la dieta. Aquí es donde la suplementación se convierte en una herramienta valiosa. La suplementación adecuada puede:

Cubrir deficiencias nutricionales: Cuando la dieta diaria no es suficiente para satisfacer todos los requerimientos de nutrientes.

Optimizar el rendimiento físico y mental: Los suplementos como la cafeína, creatina y omega-3 tienen efectos comprobados en la mejora del rendimiento, tanto en la actividad física como en la función cognitiva.

Apoyar en la recuperación y el descanso: Suplementos como la melatonina, el magnesio y la ashwagandha ayudan a regular el sueño y el estrés, claves para una recuperación adecuada.

Prevenir o tratar condiciones de salud específicas: Algunos suplementos pueden ayudar a reducir riesgos de enfermedades o apoyar en el manejo de ciertas condiciones, como la vitamina D en la salud ósea o el omega-3 en la salud cardiovascular.

La clave de una suplementación exitosa radica en personalizarla de acuerdo con tus necesidades, objetivos y estilo de vida. No se trata de "tomar algo por tomar", sino de evaluar realmente qué podría beneficiarte y en qué dosis, basándote en ciencia y en una evaluación personal o profesional.

Evolución de los Suplementos en el Ámbito de la Salud y el Fitness

La suplementación tiene una historia que se remonta a tiempos antiguos, cuando se utilizaban hierbas y extractos naturales con fines medicinales y de fortalecimiento. Sin embargo, el concepto moderno de suplementos comenzó en el siglo XX con el desarrollo de las primeras vitaminas sintéticas, como la vitamina C y las vitaminas del grupo B. Desde entonces, los suplementos han evolucionado, diversificándose y especializándose.

En los años 70 y 80, los atletas comenzaron a adoptar suplementos para mejorar el rendimiento y la recuperación, especialmente con proteínas en polvo y aminoácidos esenciales. En las últimas décadas, el campo de la suplementación ha crecido exponencialmente, respaldado por una creciente base de investigación científica y un mayor interés en el bienestar integral. Actualmente, contamos con suplementos formulados para necesidades muy específicas: desde mejorar la memoria y reducir el estrés hasta apoyar en la salud metabólica y cardiovascular.

La suplementación ha dejado de ser algo exclusivo para atletas y se ha convertido en una herramienta de salud preventiva y de bienestar general. Hoy, los suplementos están diseñados no solo para "llenar vacíos" sino para optimizar diferentes aspectos de la vida moderna, donde el equilibrio entre la nutrición, el descanso y el ejercicio es cada vez más difícil de alcanzar solo con la dieta.

El Rol de los Suplementos: ¿Necesidad o Complemento?

A la hora de hablar sobre suplementación, es importante entender su rol en la salud y el rendimiento. Aunque los suplementos pueden ofrecer beneficios significativos, no deben sustituir una dieta equilibrada y saludable. Una nutrición bien estructurada sigue siendo la base fundamental de cualquier estilo de vida saludable.

Existen dos enfoques en la suplementación:

Suplementación de necesidad: En algunos casos, la suplementación es casi indispensable. Personas con deficiencias nutricionales, quienes siguen dietas restrictivas (como veganos o vegetarianos), o aquellos que tienen condiciones de salud específicas (por ejemplo, anemia o síndrome de fatiga crónica) se benefician enormemente de ciertos suplementos. Estos suplementos ayudan a suplir carencias que no pueden ser corregidas solamente con cambios en la alimentación.

Suplementación como complemento: Para personas que llevan una dieta equilibrada, los suplementos pueden ser una herramienta para optimizar aún más su salud y rendimiento. Por ejemplo, atletas que necesitan más proteínas, personas que buscan mejorar su recuperación con magnesio o melatonina, o quienes desean una dosis extra de antioxidantes para contrarrestar los efectos del estrés.

Es esencial recordar que la suplementación es más efectiva cuando se integra adecuadamente en un estilo de vida saludable. Los suplementos no compensan una alimentación desbalanceada, el sedentarismo o la falta de descanso.

Cómo Usar Esta Guía y Cómo Personalizar tu Suplementación

Esta guía está diseñada para brindarte una visión completa sobre los suplementos clave que puedes integrar en tu vida, ya sea para mejorar tu rendimiento físico, apoyar tu salud mental o fortalecer tu sistema inmunológico. A lo largo del libro, encontrarás información detallada sobre cada suplemento, incluyendo:

Descripción y funcionamiento: Entenderás qué es cada suplemento, su composición y cómo actúa en el cuerpo.

Beneficios respaldados por la ciencia: Exploraremos estudios científicos y datos que respalden los beneficios y usos de cada suplemento.

Dosis recomendadas: Cada suplemento incluye dosis sugeridas basadas en evidencia científica y recomendaciones de expertos. También abordaremos cómo adaptar las dosis según tus objetivos y tu perfil.

Recomendaciones de consumo: Descubrirás cuál es el mejor momento del día para tomar cada suplemento y cómo combinarlos para obtener los mejores resultados.

Precauciones y efectos secundarios: Conocerás posibles efectos secundarios y contraindicaciones, lo que te ayudará a tomar decisiones informadas.

Alternativas veganas y opciones vegetales: Hemos incluido alternativas vegetales y opciones para personas que siguen una dieta vegana, facilitando una suplementación ética y accesible para todos.

Al leer esta guía, te invito a no considerar cada suplemento como una recomendación universal. No todos necesitan la misma suplementación, y lo que funciona para una persona puede no ser efectivo o necesario para otra. Usa esta guía como una herramienta para entender qué suplementos podrían ser útiles en tu situación particular, y consulta a un profesional si tienes dudas específicas o condiciones de salud que requieran supervisión.

Cómo Personalizar tu Suplementación

Define tus objetivos: ¿Estás buscando mejorar tu rendimiento, ganar masa muscular, reducir el estrés o simplemente mantener un buen estado de salud? Tener claridad sobre lo que quieres alcanzar es el primer paso.

Evalúa tu dieta y estilo de vida: Si llevas una alimentación completa y equilibrada, puede que no necesites tantos suplementos. Sin embargo, si sigues una dieta restrictiva o tienes limitaciones para consumir ciertos alimentos, es posible que necesites apoyo adicional.

Considera tus necesidades específicas: La edad, el género, el nivel de actividad y el estado de salud influyen en las necesidades de suplementación. Por ejemplo, los adultos mayores pueden beneficiarse de suplementos como la vitamina D y el magnesio, mientras que los deportistas suelen requerir proteína adicional y creatina.

Revisa la evidencia científica: A lo largo de este libro, incluimos datos de estudios científicos. Es útil saber que existen diferentes niveles de evidencia y que no todos los suplementos están respaldados de la misma manera.

Escucha a tu cuerpo: Si pruebas un suplemento y observas mejoras, es una señal positiva. Si, por el contrario, experimentas molestias o efectos secundarios, puede que no sea el suplemento adecuado para ti.

Criterios Fundamentales para Seleccionar Suplementos

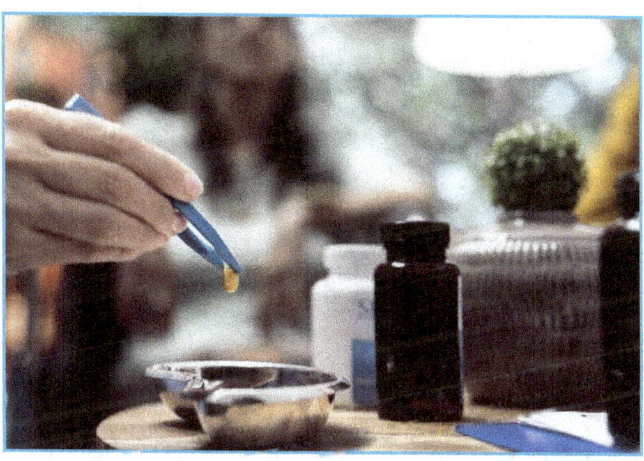

La industria de los suplementos ha crecido exponencialmente en las últimas décadas, y hoy existe una enorme variedad de productos disponibles. Sin embargo, no todos los suplementos son iguales en términos de calidad, eficacia y seguridad. Es fundamental que, antes de incorporar un suplemento a tu rutina, realices una selección cuidadosa y bien informada, considerando aspectos clave como la calidad, la biodisponibilidad y la evidencia científica que lo respalde. En este capítulo, analizaremos cada uno de estos criterios para ayudarte a elegir los suplementos que realmente puedan contribuir a tus objetivos de salud y rendimiento.

La calidad de un suplemento es uno de los factores más importantes a tener en cuenta, ya que determina su efectividad y su seguridad. Los suplementos de baja calidad pueden contener contaminantes, tener menos ingredientes activos de los que afirman, o incluir aditivos innecesarios. Aquí tienes algunos aspectos que te ayudarán a evaluar la calidad de un suplemento:

Verifica la Pureza y Potencia: Elige suplementos que indiquen claramente la cantidad exacta de cada ingrediente en la etiqueta y que cuenten con pruebas de pureza. La potencia se refiere a que el suplemento contenga el nivel óptimo del ingrediente activo para que sea efectivo.

Busca Certificaciones de Calidad: Los certificados de terceros, como NSF International, USP (U.S. Pharmacopeia) y GMP (Good Manufacturing Practices), indican que el suplemento ha sido verificado por una organización externa en cuanto a pureza, potencia y ausencia de contaminantes.

Evita los Aditivos Innecesarios: Algunos suplementos incluyen rellenos, colorantes, conservantes y otros aditivos que pueden ser perjudiciales o innecesarios. Opta por productos con la menor cantidad posible de ingredientes adicionales.

Elige Formas Bioactivas: Algunos suplementos están disponibles en formas químicas diferentes, y no todas se absorben igual. Por ejemplo, la vitamina B12 en forma de metilcobalamina es más biodisponible que la cianocobalamina. Selecciona la forma de cada suplemento que tenga mayor biodisponibilidad y respaldo científico.

La Importancia de la Biodisponibilidad: Maximizar la Absorción y Efectos

La biodisponibilidad se refiere a la capacidad del cuerpo para absorber y utilizar un suplemento una vez ingerido. Un suplemento puede tener ingredientes de alta calidad, pero si no se absorbe bien, sus beneficios serán mínimos. Aquí te explico cómo considerar la biodisponibilidad en tus elecciones:

Formas de Suplemento y Absorción: Algunos nutrientes se absorben mejor en forma líquida o liposomada (envueltos en grasa), como la vitamina D y la Coenzima Q10, mientras que otros, como el magnesio, se absorben mejor en formas específicas (citrato de magnesio vs. óxido de magnesio). Investiga cuál es la forma ideal de cada suplemento.

Uso de Co-factores para Mejorar la Absorción: La absorción de algunos nutrientes mejora al tomarlos junto con otros co-factores. Por ejemplo, la vitamina D mejora con la vitamina K2 y las grasas saludables, mientras que el hierro se absorbe mejor junto a la vitamina C.

Evitar Interferencias con Otros Nutrientes o Medicamentos: Algunos suplementos pueden interferir con la absorción de otros nutrientes. Por ejemplo, el calcio puede interferir con la absorción de hierro y zinc. Ten en cuenta las posibles interacciones y consulta a un profesional si estás tomando varios suplementos o medicamentos.

Evidencia Científica y Datos de Respaldo: Cómo Leer y Entender los Estudios

La evidencia científica es fundamental para determinar si un suplemento realmente ofrece los beneficios que promete. A continuación, algunos pasos para interpretar y evaluar la evidencia científica de un suplemento:

Revisa Estudios en Humanos: Los estudios en animales o en laboratorio no siempre se traducen a efectos en humanos. Busca estudios que se hayan realizado en personas, de preferencia en contextos similares al tuyo (edad, género, estilo de vida).

Analiza el Tamaño y Duración de los Estudios: Los estudios con más participantes y de mayor duración tienden a ofrecer resultados más confiables. Un suplemento puede mostrar efectos en estudios pequeños, pero puede que no se replique el resultado en estudios más grandes y sólidos.

Busca Estudios Aleatorizados y Doble Ciego: Los estudios controlados y doble ciego son el estándar de oro en la investigación científica, ya que reducen al mínimo el sesgo. Si un suplemento ha sido evaluado bajo estas condiciones, la confianza en sus beneficios aumenta.

Consulta Revisiones Sistemáticas y Meta-análisis: Estas son investigaciones que agrupan y analizan datos de varios estudios y ofrecen una visión más amplia sobre la eficacia del suplemento. Los meta-análisis, en particular, ayudan a dar un panorama objetivo sobre si un suplemento es realmente efectivo o no.

Considera la Fuente de la Información: Desconfía de los estudios financiados por las mismas empresas que fabrican el suplemento, ya que pueden tener un sesgo de interés. Es preferible confiar en investigaciones independientes o revisadas por pares.

La Suplementación Según Objetivos Específicos: Rendimiento, Salud, Longevidad, Bienestar Mental

Los objetivos de suplementación varían mucho de una persona a otra y determinar el objetivo específico puede ayudarte a escoger los suplementos adecuados. A continuación, te explico los suplementos más comunes según los principales objetivos:

Rendimiento Físico: Los suplementos de rendimiento buscan mejorar la fuerza, la resistencia y la capacidad de recuperación. Entre ellos están la creatina, la cafeína y los BCAA (aminoácidos de cadena ramificada). Estos son útiles para quienes buscan un apoyo extra en el entrenamiento y el crecimiento muscular.

Salud General: Este enfoque se centra en mantener un estado óptimo de salud, apoyando el sistema inmunológico y reduciendo el riesgo de deficiencias. Suplementos como la vitamina D, el magnesio, el omega-3 y los probióticos son adecuados para personas que buscan mejorar o mantener su bienestar diario.

Longevidad y Prevención de Enfermedades: Para quienes desean prevenir enfermedades y mejorar su calidad de vida a largo plazo, algunos suplementos pueden tener un rol preventivo. La Coenzima Q10 y los antioxidantes (como la vitamina E y la vitamina C) pueden ayudar a combatir el envejecimiento celular y apoyar la salud cardiovascular.

Bienestar Mental y Reducción del Estrés: La suplementación puede ser útil para quienes buscan mejorar el estado de ánimo y reducir el estrés. Suplementos como la ashwagandha, el magnesio y el complejo de vitamina B se han estudiado por su capacidad para reducir el estrés, mejorar la calidad del sueño y apoyar la salud mental.

Consideraciones para Veganos y Vegetarianos: Alternativas y Fuentes Vegetales

La suplementación para veganos y vegetarianos requiere atención especial, ya que algunas fuentes tradicionales de nutrientes importantes (como el omega-3 del aceite de pescado o la vitamina D3 de lanolina) no son aptas para este grupo. A continuación, te explico las opciones y consideraciones más importantes:

Vitamina B12: La B12 es una vitamina esencial que solo se encuentra en fuentes animales. Para veganos y vegetarianos, la suplementación es crucial. Se recomienda buscar vitamina B12 en forma de metilcobalamina, que es la más fácilmente absorbible.

Omega-3 de Fuentes Vegetales: Aunque el aceite de pescado es la fuente más común de omega-3 (EPA y DHA), los veganos pueden optar por aceite de algas, una fuente vegetal que proporciona omega-3 en formas similares.

Vitamina D Vegana: La vitamina D3, que es más eficaz que la D2, a menudo se deriva de la lanolina (lana de oveja). Sin embargo, existen opciones de vitamina D3 vegana derivadas de algas.

Proteína en Polvo a Base de Plantas: Para aquellos que buscan aumentar su consumo de proteínas sin productos animales, existen proteínas en polvo de alta calidad hechas a base de guisantes, arroz integral, cáñamo y otros ingredientes vegetales.

Hierro y Calcio: Aunque estos minerales están disponibles en fuentes vegetales, su absorción es a veces menor que en las fuentes animales. Para mejorar la absorción, se recomienda tomar el hierro con vitamina C y evitar tomar calcio y hierro juntos, ya que pueden interferir en su absorción.

Suplementos Esenciales para la Salud y el Rendimiento

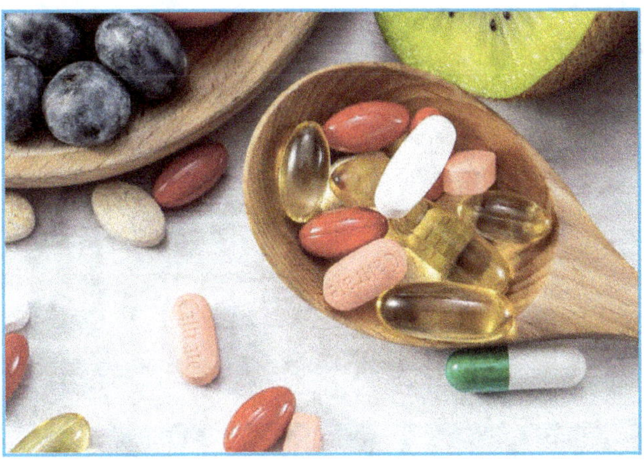

Proteína

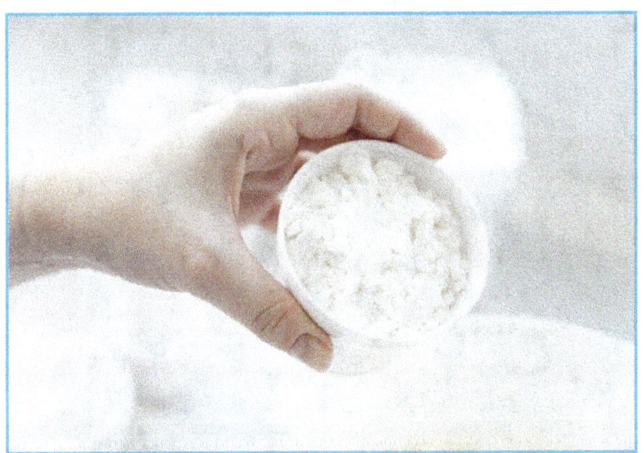

¿Qué es y cómo funciona en el cuerpo?

La proteína es un macronutriente esencial compuesto por aminoácidos, los "bloques de construcción" que el cuerpo utiliza para desarrollar y reparar tejidos. La proteína no solo es fundamental para el desarrollo muscular y la recuperación tras el ejercicio, sino que también es necesaria para la producción de hormonas, enzimas y neurotransmisores. En el contexto del entrenamiento y la salud física, una ingesta adecuada de proteínas apoya el crecimiento muscular, la síntesis de tejidos, y ayuda a reducir la degradación muscular.

Fuentes de proteínas y sus beneficios

Animales: Las proteínas de origen animal (pollo, pavo, huevos, pescado, carne roja) son "proteínas completas" porque contienen los nueve aminoácidos esenciales que el cuerpo no puede producir por sí mismo.

Vegetales: Aunque muchas proteínas vegetales (legumbres, nueces, semillas, tofu) pueden carecer de algunos aminoácidos esenciales, combinarlas estratégicamente (como arroz con frijoles) proporciona un perfil completo de aminoácidos.

Tabla de alimentos ricos en proteínas:

Nota: La suplementación **NO** sustituye a los alimentos.

Alimento	Fuente	Proteínas (g/100g)
Pollo	Animal	27
Pavo	Animal	29
Ternera	Animal	24
Cerdo	Animal	27
Jamón Serrano	Animal	27
Conejo	Animal	20
Atún	Animal	23
Merluza	Animal	17
Salmón	Animal	19,3
Langostinos	Animal	16
Huevo (Entero)	Animal	6 Talla L
Clara de Huevo	Animal	4
Leche	Animal	3,3
Yogurt Natural	Animal	5
Queso cottage	Animal	11
Kéfir	Animal	3,4
Lentejas	Vegetal	25
Garbanzos	Vegetal	19
Judías Verdes	Vegetal	1,8
Judías Blancas / Alubias / Frijoles	Vegetal	21,4
Guisantes	Vegetal	8
Almendras	Vegetal	21
Cacahuete/Maní	Vegetal	24
Semillas de Chía	Vegetal	15

Semillas de Calabaza	Vegetal	19
Quinoa	Vegetal	14
Tofu	Vegetal	13
Edamame	Vegetal	11
Amaranto	Vegetal	13
Espelta	Vegetal	15
Avena	Vegetal	14
Proteína de guisante (En polvo)	Vegetal	75
Proteína de arroz integral (En polvo)	Vegetal	70
Proteína de soja (En polvo)	Vegetal	80
Proteína de suero de leche Whey (En polvo)	Animal	80

Dosis recomendadas según objetivos

Mantenimiento: 0.8-1.2 gramos por kilogramo de peso corporal.

Ganancia muscular: 1.6-2.2 gramos por kilogramo de peso corporal, divididos en varias ingestas diarias para maximizar la síntesis de proteínas musculares.

Recetas para dicha etapa:

Batido de proteínas:

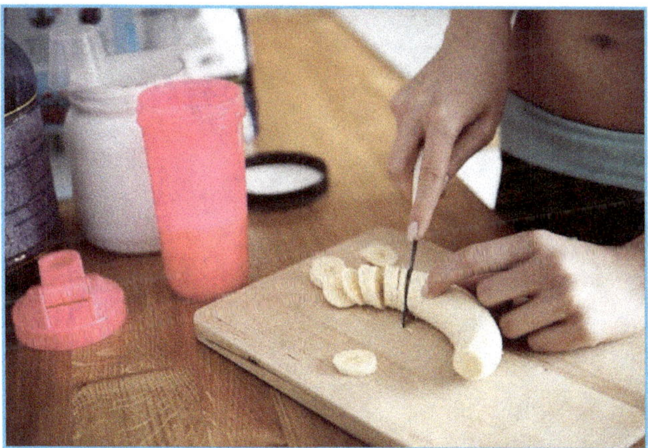

Ingredientes:

- 1 taza (240 ml) de leche (puede ser de vaca, almendra, soja, etc.)

- 1 plátano mediano (aproximadamente 120 g)
- 1 cucharada (16 g) de crema de cacahuete/maní
- 1 cazo (30 g) de proteína en polvo (sabor a elección)
- 1 cucharadita (5 g) de miel (opcional, para endulzar)
- 1/2 taza (120 ml) de agua o hielo (opcional, para ajustar la consistencia)

Instrucciones:

1. Coloca todos los ingredientes en una licuadora.

2. Mezcla hasta obtener una consistencia suave y homogénea.

3. Ajusta la cantidad de agua o hielo según la consistencia deseada.

4. Sirve y disfruta.

Información Nutricional Aproximada:

- Calorías: 350 kcal
- Proteínas: 30 g
- Grasas: 12 g
- Carbohidratos: 35 g

Banana Bread Proteico:

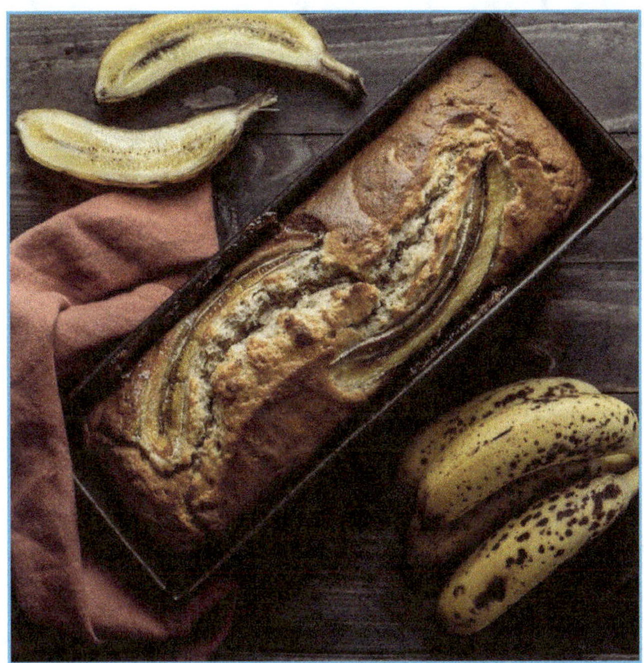

* 3 plátanos maduros (aproximadamente 360 g)
* 2 huevos grandes
* 1 taza (240 ml) de leche (puede ser de vaca, almendra, soja, etc.)
* 1/2 taza (128 g) de crema de cacahuete/maní
* 1 taza (120 g) de harina de avena (puedes hacerla moliendo avena en una licuadora)
* 1 cazo (30 g) de proteína en polvo (sabor vainilla o plátano)
* 1 cucharadita de bicarbonato de sodio
* 1 cucharadita de polvo de hornear
* 1/2 cucharadita de canela
* 1/4 cucharadita de sal
* 1 cucharadita de extracto de vainilla

Instrucciones:

1. Precalienta el horno a 180°C (350°F) y engrasa un molde para pan.

2. En un bol grande, machaca los plátanos hasta obtener un puré.

3. Añade los huevos, la leche, la crema de cacahuete y el extracto de vainilla. Mezcla bien.

4. En otro bol, combina la harina de avena, la proteína en polvo, el bicarbonato de sodio, el polvo de hornear, la canela y la sal.

5. Incorpora los ingredientes secos a la mezcla húmeda y mezcla hasta que estén bien combinados.

6. Vierte la mezcla en el molde para pan y hornea durante 45-50 minutos, o hasta que un palillo insertado en el centro salga limpio.

7. Deja enfriar antes de desmoldar y cortar.

Información Nutricional Aproximada (por porción, basado en 10 porciones):

- Calorías: 200 kcal
- Proteínas: 10 g
- Grasas: 8 g
- Carbohidratos: 25 g

Pérdida de peso: Aumentar a 1.5-2 gramos por kilogramo ayuda a mantener la masa muscular en dietas hipocalóricas.

Opciones vegetales y veganas

Las proteínas en polvo a base de guisantes, soja, arroz integral o cáñamo son ideales para veganos. También, ciertos granos como la quinoa y el amaranto son buenas fuentes de proteína completa para personas que buscan alternativas naturales.

Consejos para optimizar la absorción y el timing

Consumir proteínas cada 3-4 horas puede optimizar la síntesis proteica. Además, estudios muestran que consumir proteínas después del ejercicio (dentro de los primeros 30-60 minutos) es ideal para maximizar la recuperación y el crecimiento muscular.

Posibles efectos secundarios y contraindicaciones

Un consumo excesivo de proteínas puede afectar la función renal en personas con enfermedad renal preexistente. Además, las proteínas en polvo pueden causar problemas digestivos o alergias si contienen ingredientes no deseados o de baja calidad.

Cafeína

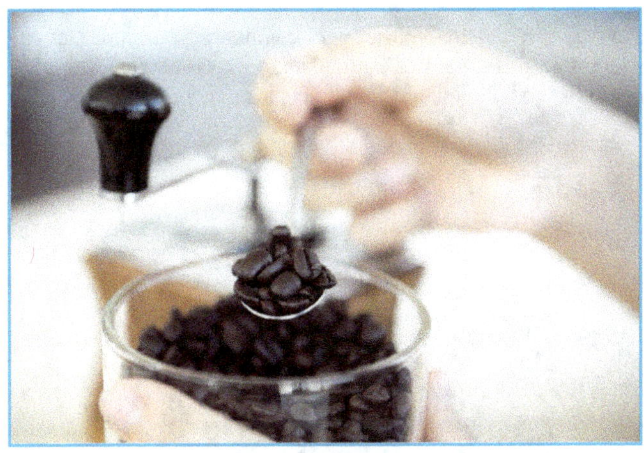

Mecanismo de acción y sus efectos en el rendimiento

La cafeína actúa como un estimulante al bloquear los receptores de adenosina en el cerebro, reduciendo la sensación de fatiga y aumentando la alerta mental y física. Es muy efectiva para mejorar la resistencia, la concentración y el rendimiento en ejercicios de alta intensidad.

Beneficios y precauciones para el uso de cafeína

La cafeína mejora la resistencia y el tiempo de reacción, y reduce la percepción de esfuerzo durante el ejercicio. Sin embargo, el uso excesivo puede causar nerviosismo, ansiedad, insomnio y dependencia. Es importante comenzar con dosis moderadas para evaluar la tolerancia individual.

Dosis recomendadas y cuándo tomarla

Una dosis de 3-6 mg por kilogramo de peso corporal una hora antes del ejercicio es ideal para mejorar el rendimiento sin efectos secundarios excesivos. Se recomienda evitar la cafeína a última hora del día, ya que su vida media puede interferir con el sueño.

Relación entre cafeína y ejercicio: qué dicen los estudios

La cafeína ha demostrado mejorar el rendimiento en deportes de resistencia y ejercicios de alta intensidad. Estudios han comprobado que mejora la resistencia en atletas y es una de las ayudas ergogénicas más efectivas para actividades de larga duración.

Alternativas sin cafeína y opciones vegetales

Para quienes buscan alternativas sin cafeína, el té verde contiene L-teanina, un aminoácido que promueve la calma mental sin la estimulación de la cafeína. Otras opciones incluyen hierbas como la rhodiola, que puede aumentar la energía de manera natural.

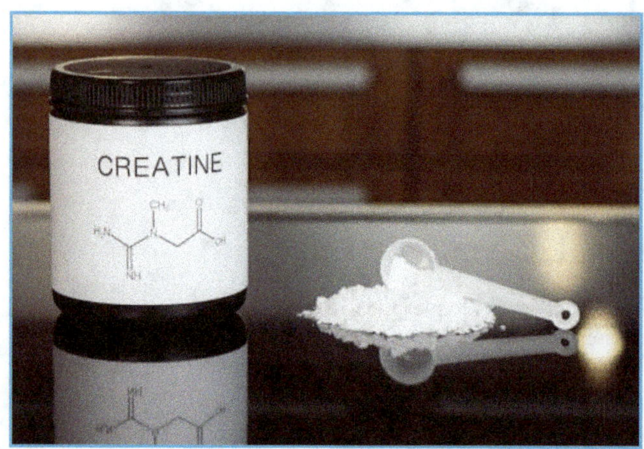

La creatina como suplemento clave para la fuerza y el rendimiento

La creatina es un compuesto que se encuentra de forma natural en el músculo y ayuda en la producción de ATP, la fuente de energía que los músculos utilizan en ejercicios de alta intensidad y corta duración.

A las pocas semanas de tomarla notaremos nuestros músculos más rellenos, esto se debe a que la creatina aporta agua a los músculos de forma intracelular.

Mecanismo de acción y beneficios

La creatina mejora la capacidad de los músculos para producir energía durante los ejercicios intensos, lo que permite realizar más repeticiones o levantar más peso. También favorece la recuperación y la retención de agua en las células musculares, lo cual contribuye al crecimiento muscular.

Dosis, tipos de creatina y cómo elegir la mejor opción

Dosis: Una fase de carga de 20 gramos al día durante 5-7 días seguida de una dosis de mantenimiento de 3-5 gramos al día.

Tipos: La creatina monohidrato es la más recomendada debido a su eficacia y biodisponibilidad. Otras formas (como creatina HCl o etil éster) no han demostrado ser superiores en estudios científicos.

Evidencia científica sobre seguridad y eficacia

La creatina ha sido estudiada durante décadas y es segura en dosis recomendadas. Mejora la fuerza y el crecimiento muscular, y no se han observado efectos adversos importantes en el uso a largo plazo.

Nota: Alrededor del 5% de la creatina de nuestro cuerpo se almacena en el cerebro, por lo que algunos estudios han descubierto que puede mejora la memoria, el estado de alerta, la fatiga mental y en ciertos casos incluso se ha demostrado que ayuda con la depresión.

Consideraciones para mujeres, veganos y adultos mayores

Es beneficiosa para todas las personas, incluyendo mujeres y adultos mayores, y es particularmente útil para veganos, quienes tienden a tener menos creatina natural en sus músculos debido a la falta de fuentes animales en su dieta.

Vitamina D

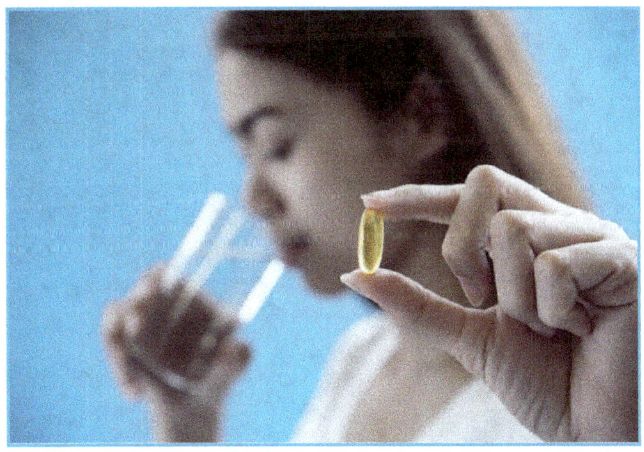

Importancia de la vitamina D para el sistema inmune y el rendimiento

La vitamina D es crucial para la absorción de calcio, la salud ósea y el buen funcionamiento del sistema inmunológico. También juega un rol en la función muscular, mejorando el rendimiento y reduciendo el riesgo de lesiones.

Beneficios específicos para huesos, músculos y salud en general

La vitamina D fortalece los huesos al facilitar la absorción de calcio, y una deficiencia puede llevar a debilidad muscular y fatiga. Es especialmente importante en adultos mayores para reducir el riesgo de caídas y fracturas.

Dosis según niveles y exposición al sol

La dosis recomendada varía, pero la mayoría de los adultos pueden beneficiarse de una ingesta de 1000-4000 UI al día, especialmente en invierno o en climas con poca exposición solar.

Cuándo y cómo suplementar (estacionalidad, deficiencias)

Se recomienda suplementar en meses de invierno o cuando la exposición al sol es limitada. Tomarla con comidas que contengan grasa mejora la absorción.

Alternativas veganas y fuentes alimenticias

La vitamina D3 vegana, derivada de algas, es una opción excelente. Los hongos expuestos a luz ultravioleta también son una fuente natural de vitamina D2.

Magnesio

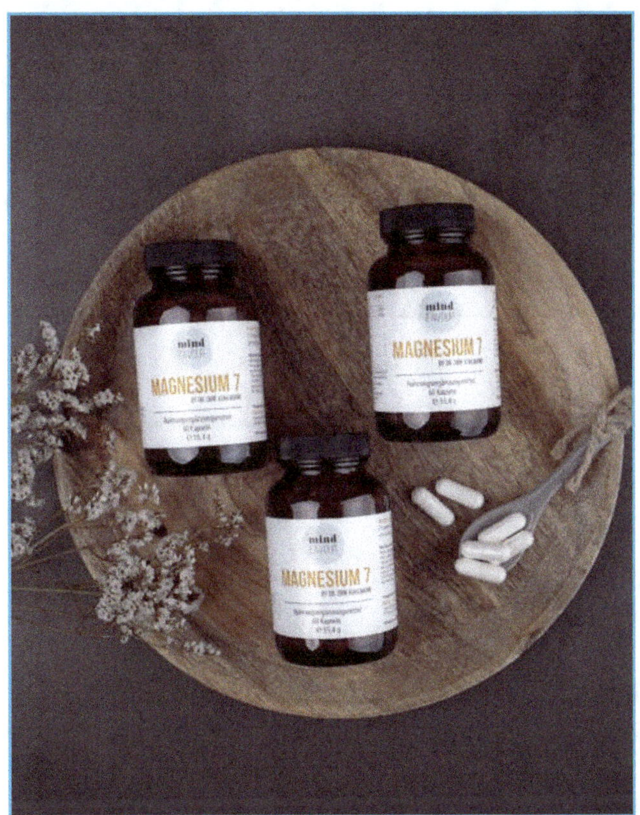

Papel del magnesio en el rendimiento, sueño y recuperación

El magnesio es esencial para funciones corporales clave como la contracción muscular, el sueño y la síntesis de proteínas. Ayuda a reducir el estrés y mejora la calidad del sueño, siendo beneficioso para la recuperación post-ejercicio.

Dosis recomendadas y tipos de magnesio

Se recomienda entre 300-400 mg al día. Diferentes formas tienen distintas biodisponibilidades: el citrato de magnesio es más fácil de absorber, mientras que el óxido de magnesio es menos eficiente pero más económico.

¿Es necesario suplementar? Grupos en riesgo de deficiencia

Personas bajo estrés, deportistas y quienes consumen una dieta pobre en magnesio pueden beneficiarse de su suplementación. Una deficiencia de magnesio puede provocar calambres, fatiga y problemas de sueño.

Consejos para maximizar la absorción (combinaciones útiles)

Tomarlo con calcio y vitamina D mejora la absorción. Se recomienda consumirlo en la noche para favorecer el sueño y la relajación.

Efectos secundarios y precauciones

El exceso de magnesio puede causar diarrea y malestar estomacal. Las personas con problemas renales deben consultar a un médico antes de suplementar.

Vitamina B12

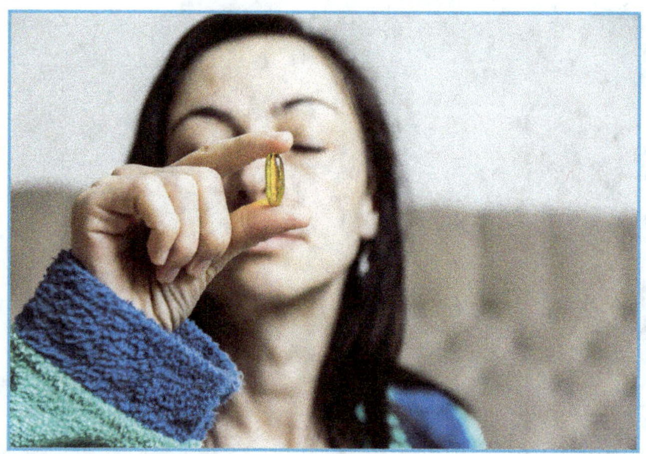

Papel fundamental de la vitamina B12 en energía y metabolismo

La B12 es crucial para el metabolismo energético, la producción de glóbulos rojos y el funcionamiento del sistema nervioso. Su deficiencia puede llevar a fatiga, anemia y problemas neurológicos.

Dosis y recomendaciones para veganos y vegetarianos

Para veganos, se recomienda una dosis de 250 mcg diarios o 1000 mcg dos veces por semana.

Cómo detectar deficiencias y cuándo suplementar

Un análisis de sangre puede revelar niveles bajos. Los síntomas de deficiencia incluyen fatiga, debilidad muscular y confusión mental.

Opciones de fuentes vegetales y recomendaciones prácticas

Los alimentos fortificados y los suplementos en forma de cianocobalamina o metilcobalamina son opciones seguras y efectivas.

Consecuencias de la deficiencia y efectos secundarios de la suplementación La deficiencia de B12 puede causar daño neurológico permanente si no se trata. La suplementación es segura, ya que el exceso se elimina por vía renal.

Omega-3

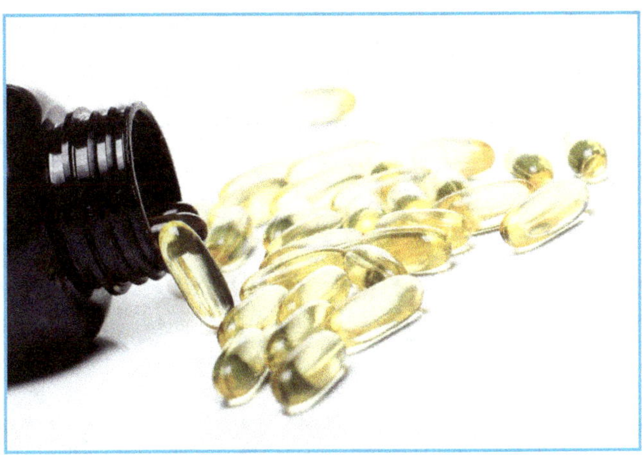

Efectos del omega-3 en el cerebro, corazón y recuperación muscular

Los omega-3 son esenciales para la salud cardiovascular, la función cerebral y la reducción de la inflamación, siendo beneficiosos para la recuperación muscular.

Dosis recomendadas y principales fuentes (animal y vegetal)

250-500 mg de EPA y DHA al día. Fuentes incluyen el aceite de pescado y, para veganos, el aceite de algas.

Comparación entre aceite de pescado, algas y otros aceites vegetales

El aceite de algas es una fuente vegetal equivalente al aceite de pescado, proporcionando EPA y DHA en cantidades similares.

Evidencia científica y estudios recientes

Los omega-3 están respaldados científicamente para reducir el riesgo de enfermedades cardiovasculares y mejorar la función cognitiva y la recuperación post-ejercicio.

Suplementación ideal para veganos y opciones prácticas

El aceite de algas es la mejor opción vegana, rica en EPA y DHA.

Beneficios de la CoQ10 en energía y salud cardiovascular

La coenzima Q10 (CoQ10) es un antioxidante natural que el cuerpo produce y que es vital para la producción de energía en las células. La CoQ10 es especialmente importante en órganos que requieren mucha energía, como el corazón y los músculos. Su principal función es actuar en la cadena de transporte de electrones en las mitocondrias, las "centrales energéticas" de las células. Además, es un potente antioxidante que protege contra el daño celular.

Mecanismo de acción y dosis óptimas

La CoQ10 participa en la producción de ATP, la molécula energética de las células, y reduce el estrés oxidativo, lo que favorece la salud cardiovascular y reduce la fatiga muscular. Las dosis recomendadas oscilan entre 90 y 200 mg diarios, pero algunas personas pueden necesitar hasta 300 mg según sus niveles y objetivos específicos.

¿Quién debería considerar la suplementación?

Personas mayores: La producción natural de CoQ10 disminuye con la edad, por lo que los adultos mayores pueden beneficiarse de su suplementación.

Personas con enfermedades cardíacas o hipertensión: La CoQ10 es útil para mejorar la función cardíaca en quienes tienen insuficiencia cardíaca, hipertensión o enfermedades cardiovasculares.

Personas con fatiga crónica o atletas de resistencia: Dado su rol en la producción de energía, es útil para quienes necesitan mejorar su resistencia y combatir la fatiga muscular.

Interacciones y precauciones con otros suplementos o medicamentos

La CoQ10 puede interactuar con ciertos medicamentos, especialmente anticoagulantes como la warfarina, reduciendo su eficacia. También es recomendable consultar a un profesional antes de combinarla con suplementos como vitamina K o con otros antioxidantes.

Fuentes veganas y datos científicos clave

La CoQ10 se encuentra en pequeñas cantidades en alimentos como el pescado, las carnes y los frutos secos, pero estos no suelen aportar dosis terapéuticas significativas. Para veganos, existen suplementos de CoQ10 derivados de fermentación bacteriana que son una buena alternativa. La CoQ10 ha sido ampliamente estudiada, y la evidencia respalda su eficacia en el soporte cardiovascular y en la reducción de la fatiga muscular.

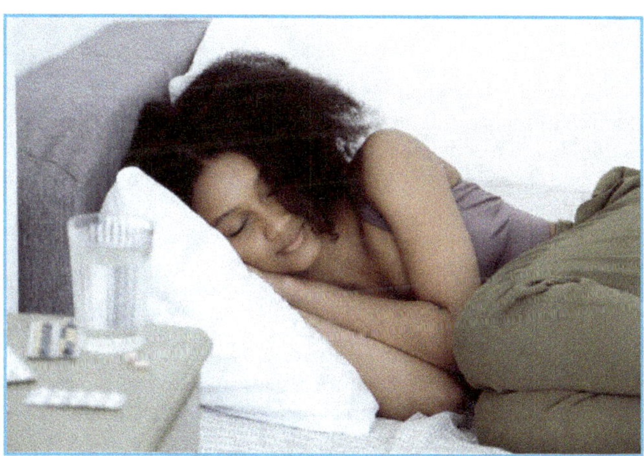

La melatonina y su papel en la regulación del sueño

La melatonina es una hormona natural producida por la glándula pineal en el cerebro, y es responsable de regular el ciclo de sueño y vigilia. La producción de melatonina aumenta en la oscuridad, ayudando a que el cuerpo se prepare para dormir, y disminuye durante el día, promoviendo el estado de vigilia.

Dosis, cuándo tomarla y efectos secundarios potenciales

La melatonina se usa comúnmente como un suplemento para mejorar la calidad del sueño y tratar el jet lag. La dosis ideal depende de la persona y el objetivo:

Para problemas de insomnio: Se recomienda entre 1 y 5 mg aproximadamente 30-60 minutos antes de acostarse.

Para el jet lag: Tomar 0.5-3 mg antes de dormir el primer día de viaje y continuar unos días hasta regular el sueño.

En general, la melatonina es segura, aunque algunas personas pueden experimentar efectos secundarios leves como somnolencia diurna, mareos o dolor de cabeza si la dosis es demasiado alta.

Recomendaciones para el jet lag y alteraciones del sueño

La melatonina es útil para quienes viajan frecuentemente y experimentan jet lag, ya que ayuda a adaptar el ciclo de sueño al nuevo horario. También puede ser beneficiosa para trabajadores de turnos nocturnos o personas con horarios de sueño irregulares. Para quienes tienen problemas crónicos de sueño, es recomendable intentar con la mínima dosis efectiva.

Alternativas naturales y precauciones

Alimentos como cerezas, nueces y avena contienen pequeñas cantidades de melatonina de manera natural. Otras alternativas incluyen la valeriana y la pasiflora, que también favorecen el sueño y la relajación. No se recomienda tomar melatonina a largo plazo sin consultar a un profesional, ya que su uso prolongado podría reducir la producción natural de esta hormona en el cuerpo.

Evidencia científica y su relación con la calidad del descanso

La melatonina es uno de los suplementos más estudiados para el sueño y ha mostrado efectividad en la mejora del inicio y la calidad del sueño. Además, los estudios indican que es especialmente útil en personas que tienen alteraciones en el ritmo circadiano debido a viajes o trabajos de turnos, ayudando a reducir la fatiga y mejorar la función cognitiva.

Ashwagandha

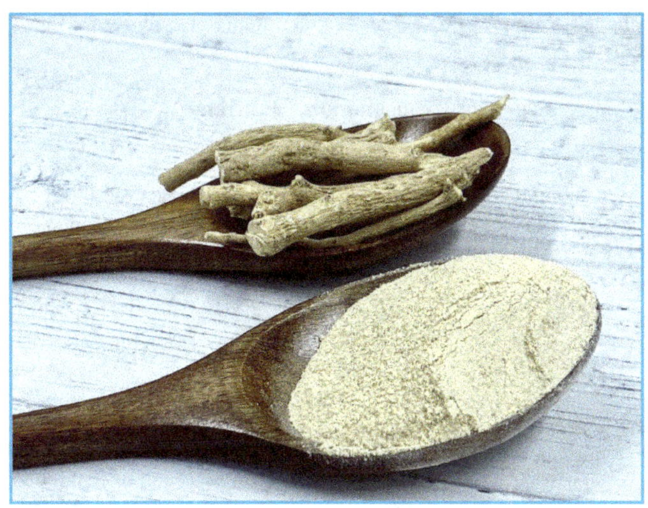

Adaptógeno natural y sus efectos en el estrés y la energía

La ashwagandha es una hierba adaptógena utilizada en la medicina ayurvédica, y se ha popularizado por su capacidad para reducir el estrés, mejorar el estado de ánimo y aumentar los niveles de energía. Los adaptógenos ayudan al cuerpo a manejar el estrés al regular la liberación de cortisol, la principal hormona del estrés.

Dosis recomendadas y beneficios comprobados

Las dosis recomendadas oscilan entre 300 y 600 mg al día de extracto de raíz de ashwagandha estandarizado, que es la forma más estudiada. Los beneficios de la ashwagandha incluyen:

Reducción del estrés: Varios estudios han demostrado que la ashwagandha reduce los niveles de cortisol, lo que disminuye los síntomas de ansiedad y estrés.

Mejora de la función cognitiva y el estado de ánimo: Los estudios sugieren que puede mejorar la memoria, la concentración y el estado de ánimo, haciéndola útil para el bienestar mental.

Aumento de la energía y rendimiento físico: En el contexto del fitness, se ha encontrado que la ashwagandha mejora la fuerza muscular, la resistencia y la recuperación post-ejercicio.

Efectos secundarios y contraindicaciones

La ashwagandha es generalmente segura para la mayoría de las personas, pero algunas pueden experimentar efectos secundarios leves como malestar estomacal o somnolencia. Se recomienda precaución en personas con trastornos autoinmunes, ya que puede estimular el sistema inmunológico. Además, no se recomienda durante el embarazo y la lactancia sin supervisión médica.

Alternativas de ashwagandha para veganos y consumidores naturales

La ashwagandha en polvo o en cápsulas es comúnmente vegana. Para quienes prefieren alternativas, existen otros adaptógenos como la rhodiola y el ginseng, que también reducen el estrés y mejoran la energía sin estimular el sistema inmune.

Estudios sobre su relación con el ejercicio y la recuperación

La investigación ha mostrado que la ashwagandha no solo ayuda a reducir el estrés, sino que también mejora la fuerza y resistencia muscular en atletas. En un estudio de ocho semanas, los participantes que consumieron ashwagandha mostraron aumentos significativos en la masa muscular y en la fuerza, lo que la convierte en una excelente opción para quienes buscan mejorar su rendimiento físico y mental.

Guía Práctica de Suplementación según Necesidades Personales

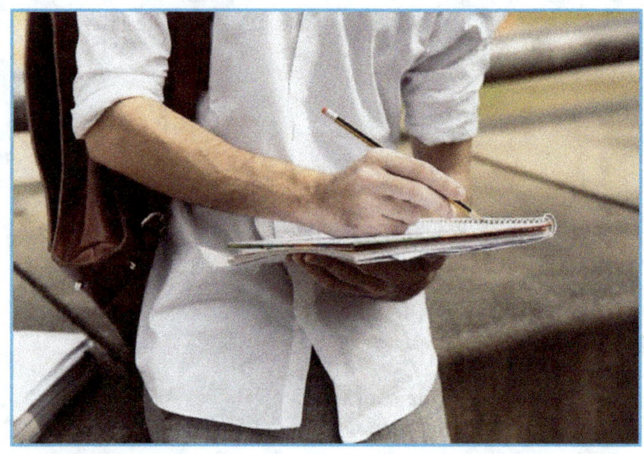

La suplementación puede ser una herramienta poderosa cuando se adapta a las necesidades, objetivos y estilo de vida de cada persona. Esta guía está diseñada para ayudarte a personalizar tu plan de suplementación de forma segura y eficaz. Ya sea que busques mejorar tu rendimiento físico, apoyar tu salud mental, promover la longevidad o simplemente cubrir necesidades básicas, adaptar los suplementos a tus metas individuales maximizará los beneficios y evitará el uso innecesario.

La personalización es clave para que la suplementación tenga un impacto positivo en tu vida. Aquí tienes una guía paso a paso para diseñar tu plan de suplementación:

Define tus objetivos específicos: Pregúntate cuáles son tus principales prioridades. ¿Quieres ganar músculo y mejorar el rendimiento? ¿Tu enfoque está en reducir el estrés y mejorar el sueño? ¿O te interesa promover la longevidad y la salud general? Tener claridad en tus metas te ayudará a seleccionar suplementos que realmente hagan una diferencia.

Evalúa tu dieta actual y estilo de vida: La base de cualquier plan de suplementación es una dieta equilibrada. Realiza un análisis de tu ingesta nutricional para identificar posibles carencias o áreas que podrías reforzar. Por ejemplo, si sigues una dieta vegana, es probable que necesites suplementos de vitamina B12 y omega-3 de origen vegetal.

Considera tus características individuales: Factores como la edad, el género, el nivel de actividad física, el estado de salud y hasta tus niveles de estrés influyen en tus necesidades de suplementación. Personas mayores pueden beneficiarse de suplementos de vitamina D y calcio para la salud ósea, mientras que los adolescentes en crecimiento pueden requerir proteína y hierro.

Consulta a un profesional: Aunque muchos suplementos pueden tomarse de forma segura, es recomendable consultar a un profesional, especialmente si tienes condiciones de salud preexistentes, tomas medicamentos o no estás seguro de las dosis adecuadas para tus necesidades.

Revisa la evidencia científica: Opta por suplementos respaldados por estudios y con efectos comprobados. La investigación en suplementos ha avanzado mucho, por lo que asegurarte de elegir productos con evidencia sólida y, de preferencia, de marcas certificadas, te ayudará a evitar suplementos ineficaces o riesgosos.

Escucha a tu cuerpo y ajusta según sea necesario: Una vez que comiences a tomar un suplemento, observa cómo responde tu cuerpo. Si notas mejoras en tu energía, rendimiento o bienestar, es una buena señal. Por el contrario, si experimentas efectos secundarios o no ves cambios, puede ser que el suplemento no sea adecuado para ti o que la dosis necesite ajustes.

Suplementos Según Objetivos: Rendimiento, Salud Mental y Longevidad

Cada objetivo de salud y bienestar tiene sus propios requerimientos, y los suplementos pueden desempeñar diferentes roles según el enfoque. A continuación, encontrarás recomendaciones de suplementos clave para distintos objetivos.

1. Rendimiento Físico

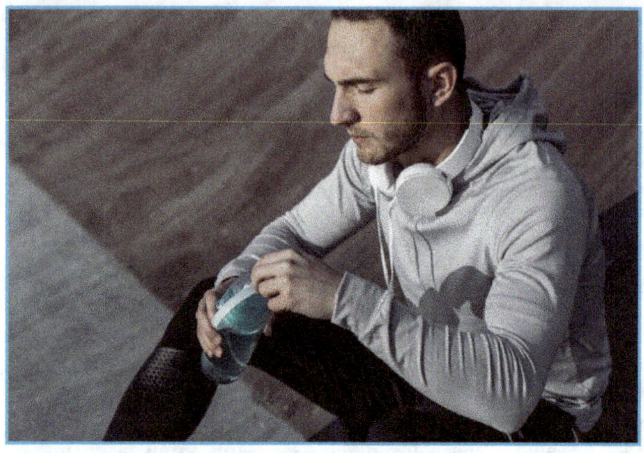

Los suplementos para el rendimiento físico buscan mejorar la fuerza, la resistencia, la recuperación y el crecimiento muscular.

Proteína: Fundamental para la síntesis de proteínas musculares y la recuperación post-entrenamiento. Dosis recomendada: 1.6-2.2 gramos por kilogramo de peso corporal, divididos en varias comidas diarias.

Creatina: Mejora la fuerza y potencia en ejercicios de alta intensidad y favorece la ganancia de masa muscular. Dosis recomendada: fase de carga de 20 gramos diarios durante 5-7 días, seguido de una dosis de mantenimiento de 3-5 gramos diarios.

Beta-Alanina: Ayuda a reducir la fatiga muscular en ejercicios de alta intensidad y mejora la resistencia. Dosis recomendada: 3-6 gramos diarios, divididos en dosis de 1-2 gramos.

Cafeína: Incrementa el estado de alerta y reduce la percepción de esfuerzo, útil para deportes de resistencia y rendimiento en general. Dosis recomendada: 3-6 mg por kilogramo de peso corporal, aproximadamente 30-60 minutos antes del entrenamiento.

2. Salud Mental

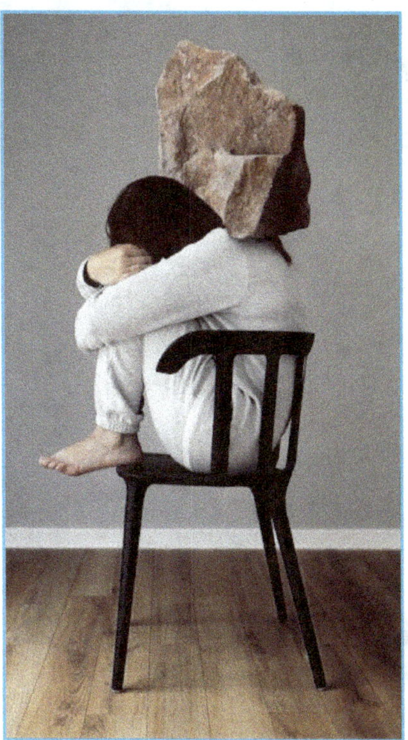

Los suplementos para la salud mental están enfocados en reducir el estrés, mejorar el sueño, y apoyar la claridad mental y la concentración.

Magnesio: Contribuye a la relajación muscular y ayuda a regular los niveles de cortisol, la hormona del estrés. Dosis recomendada: 300-400 mg diarios, preferiblemente antes de dormir.

Ashwagandha: Un adaptógeno conocido por reducir el estrés y la ansiedad, además de mejorar la concentración. Dosis recomendada: 300-600 mg diarios de extracto estandarizado.

Omega-3 (EPA y DHA): Mejora la función cerebral y reduce la inflamación. Dosis recomendada: 250-500 mg de EPA y DHA combinados al día.

Melatonina: Para quienes necesitan regular el ciclo de sueño, la melatonina es ideal para mejorar la calidad del descanso. Dosis recomendada: 0.5-5 mg antes de dormir, dependiendo de la sensibilidad y la necesidad individual.

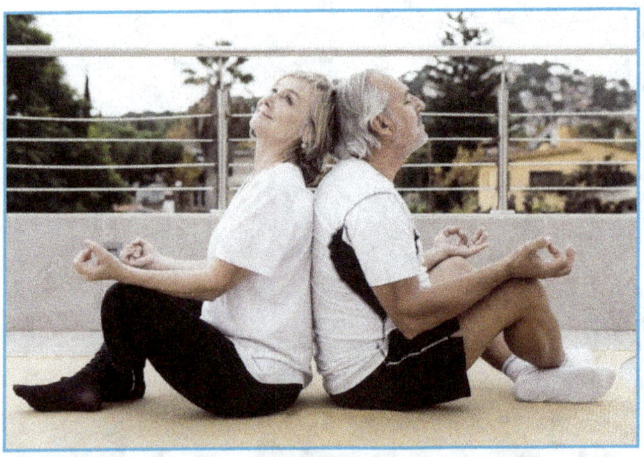

Los suplementos para la longevidad y el bienestar general están orientados a mantener una buena salud a largo plazo, prevenir enfermedades y apoyar una vida activa y saludable.

Vitamina D: Esencial para la salud ósea, el sistema inmunológico y la función muscular. Dosis recomendada: 1000-4000 UI al día, ajustada según niveles individuales de exposición al sol y análisis de sangre.

Coenzima Q10: Antioxidante que apoya la salud cardiovascular y la energía celular, especialmente importante para adultos mayores. Dosis recomendada: 90-200 mg diarios, preferiblemente junto con una comida rica en grasas.

Vitamina B12: Para la producción de energía y la función cerebral, especialmente importante en veganos y adultos mayores. Dosis recomendada: 250 mcg diarios o 1000 mcg dos veces por semana.

Curcumina: Antioxidante y antiinflamatorio natural, útil para la salud articular y el bienestar general. Dosis recomendada: 500-1000 mg diarios de extracto de curcumina con piperina para mejorar su absorción.

La etapa de vida en la que te encuentras influye directamente en tus necesidades nutricionales y de suplementación. Aquí te ofrecemos recomendaciones específicas para cada grupo etario:

Adolescentes

La adolescencia es una etapa de crecimiento y desarrollo acelerado. Aunque una dieta equilibrada es la base, algunos suplementos pueden ser útiles:

Proteína: Para adolescentes activos o que practican deportes, 1.2-1.5 gramos de proteína por kilogramo de peso corporal ayudan en la recuperación y el crecimiento muscular.

Hierro: Importante para las adolescentes, ya que las necesidades de hierro aumentan con el inicio de la menstruación. La deficiencia puede llevar a fatiga y bajo rendimiento.

Omega-3: Beneficioso para el desarrollo cerebral y el rendimiento escolar. Dosis recomendada: 250-500 mg de EPA y DHA al día.

Nota: La suplementación en adolescentes debe ser monitoreada y, de preferencia, guiada por un profesional de la salud.

Adultos

Las personas adultas pueden beneficiarse de una suplementación que apoye tanto el rendimiento físico como la salud general:

Multivitamínico de calidad: Ayuda a cubrir posibles deficiencias en nutrientes esenciales, especialmente en personas con dietas restrictivas o estilos de vida exigentes.

Vitamina D y Magnesio: La vitamina D es crucial para la salud ósea, y el magnesio es útil para el manejo del estrés y la calidad del sueño.

Proteína y Creatina: Útiles para adultos físicamente activos que buscan mejorar el rendimiento y la recuperación.

Adultos Mayores

En los adultos mayores, la suplementación puede ayudar a mantener la salud ósea, prevenir enfermedades y preservar la función cognitiva:

Calcio y Vitamina D: Cruciales para prevenir la osteoporosis y fortalecer la estructura ósea. La dosis de vitamina D recomendada es de 1000-4000 UI diarios, y calcio de 1000-1200 mg diarios.

Coenzima Q10 y Omega-3: Apoyan la salud cardiovascular y la función cerebral, así como la energía y la vitalidad.

Vitamina B12: Los adultos mayores tienen una menor absorción de vitamina B12, por lo que suplementarla es clave para prevenir deficiencias. Dosis recomendada: 250-500 mcg diarios.

Tablas de Referencia Rápida por Tipo de Suplemento y Dosis

A continuación, se incluye una tabla de referencia rápida para facilitar el acceso a las dosis recomendadas y los objetivos específicos de cada suplemento:

Suplemento	Objetivo	Dosis Recomendada
Proteína	Mantenimiento, Ganancia muscular	1.2-2.2 g/kg de peso corporal
Creatina	Fuerza, Potencia	3-5 g diarios (fase de carga de 20 g/día)
Magnesio	Relajación, Sueño	300-400 mg diarios
Omega-3	Salud Cerebral,	250-500 mg de EPA y DHA

	Cardiovascular	
Vitamina D	Salud Ósea, Sistema Inmune	1000-4000 UI diarios
Vitamina B12	Energía, Función Cerebral	250-500 mcg diarios
Melatonina	Sueño	0.5-5 mg antes de dormir
Ashwagandha	Reducción de Estrés, Energía	300-600 mg diarios

Consejos para Potenciar los Efectos de la Suplementación

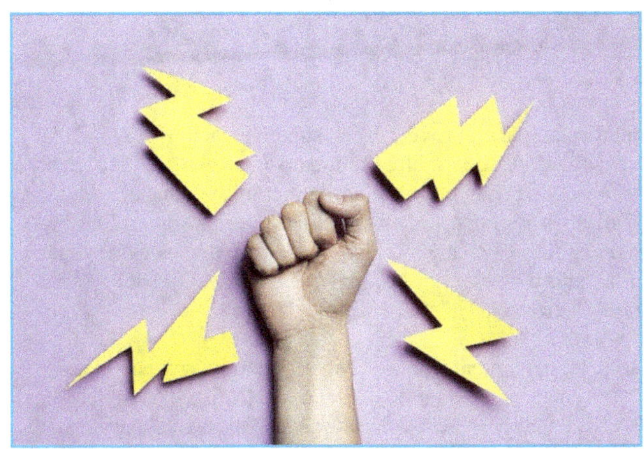

La suplementación es solo una pieza dentro del rompecabezas de la salud y el rendimiento. Para obtener los mejores resultados, es crucial integrar los suplementos dentro de un estilo de vida que equilibre la alimentación, el ejercicio y el descanso. Además, conocer las combinaciones de suplementos que se potencian entre sí, entender los ritmos circadianos y adoptar hábitos optimizadores puede marcar una gran diferencia en los beneficios que percibes. En este capítulo, encontrarás estrategias para potenciar los efectos de tus suplementos y alcanzar tus objetivos de manera más efectiva.

La Relación entre Ejercicio, Alimentación y Descanso

Ejercicio

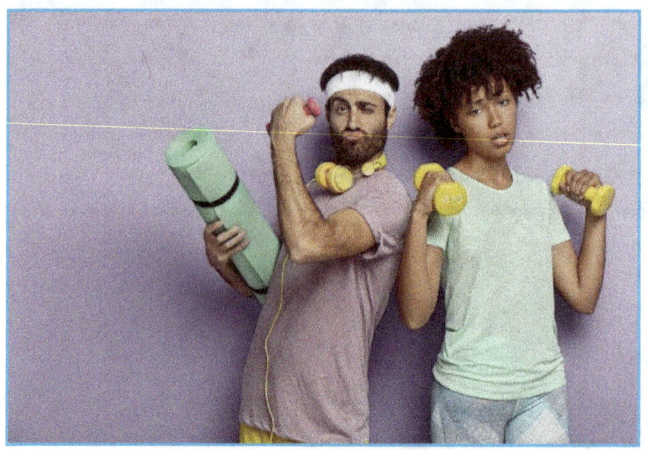

La actividad física es fundamental para aprovechar la suplementación orientada al rendimiento, ya que el entrenamiento estimula el crecimiento muscular, la resistencia cardiovascular y la función metabólica. La combinación de ciertos suplementos (como la creatina o la proteína) y un buen régimen de entrenamiento permite que el cuerpo utilice estos nutrientes de manera más eficiente. Además, los suplementos que ayudan en la recuperación (como el magnesio o los aminoácidos) contribuyen a reparar el daño muscular y reducir la fatiga tras el ejercicio.

Consejo práctico: Planifica tu entrenamiento para sacar el máximo provecho de los suplementos. Por ejemplo, si tomas cafeína antes de entrenar, utilízala en días de ejercicios intensos o de alta resistencia para beneficiarte de su efecto en la energía y la concentración.

Alimentación

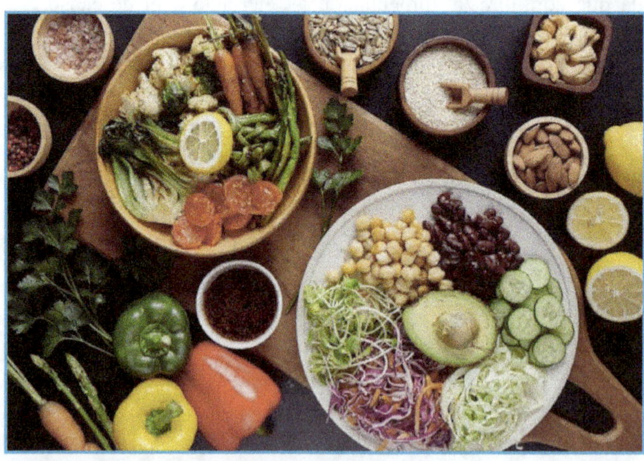

La dieta es la base de cualquier programa de suplementación. Ningún suplemento puede compensar una dieta desequilibrada. Los nutrientes que consumes a través de los alimentos son la fuente primaria de energía y bienestar; la suplementación debe ser un apoyo a estos, no un reemplazo. Además, algunos suplementos son más efectivos cuando se consumen junto con alimentos. Por ejemplo, la vitamina D y la CoQ10 se absorben mejor cuando se toman con una comida rica en grasas saludables.

Consejo práctico: Asegúrate de llevar una dieta balanceada que incluya suficientes proteínas, carbohidratos y grasas saludables para que tu suplementación sea efectiva. Incluye alimentos ricos en fibra, vitaminas y minerales para optimizar tu salud general.

Descanso

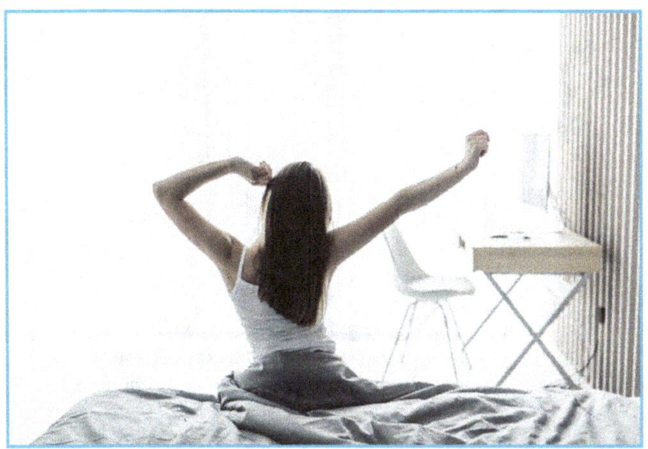

El descanso y la recuperación son esenciales para el rendimiento físico y mental. Durante el sueño, el cuerpo repara el tejido muscular, regula hormonas importantes como la testosterona y el cortisol, y consolida la memoria y el aprendizaje. Suplementos como la melatonina, el magnesio y la ashwagandha pueden ayudar a mejorar la calidad del sueño y promover la relajación, lo que permite que el cuerpo recupere sus niveles de energía y esté listo para el siguiente día de entrenamiento.

Consejo práctico: Crea una rutina de sueño regular y, si es necesario, considera suplementar con melatonina o magnesio para mejorar la calidad de tu descanso. Recuerda que un descanso profundo y adecuado potencia los efectos de cualquier suplemento que tomes, ya que el cuerpo está en condiciones óptimas para asimilar los nutrientes.

Existen combinaciones de suplementos que se potencian entre sí, y que pueden ayudar a mejorar su absorción o sus efectos en el organismo. Aquí tienes algunas de las combinaciones sinérgicas más útiles:

Proteína + Creatina

La proteína y la creatina son una combinación clásica para la ganancia muscular y el rendimiento. La proteína suministra los aminoácidos necesarios para la síntesis muscular, mientras que la creatina aporta energía para el entrenamiento de alta intensidad. Tomarlas juntas después del entrenamiento ayuda a mejorar la recuperación y el crecimiento muscular.

Vitamina D + Calcio

La vitamina D mejora la absorción de calcio en el intestino, lo que fortalece los huesos y reduce el riesgo de fracturas, especialmente en personas mayores. Esta combinación es ideal para quienes buscan prevenir problemas óseos y fortalecer la estructura muscular.

Omega-3 + Antioxidantes (como la vitamina E)

Los omega-3 tienen propiedades antiinflamatorias que mejoran la salud cardiovascular y mental. Combinarlos con antioxidantes, como la vitamina E, potencia sus efectos al reducir el estrés oxidativo, protegiendo las células y mejorando la recuperación muscular.

Magnesio + Vitamina B6

El magnesio y la vitamina B6 trabajan juntos para reducir el estrés, mejorar el sueño y apoyar el sistema nervioso. Esta combinación es útil para quienes buscan mejorar la relajación y la calidad del sueño, además de ayudar en la función muscular.

Cafeína + L-Teanina

La cafeína aumenta la energía y el estado de alerta, pero en algunas personas también provoca ansiedad o nerviosismo. La L-teanina, un aminoácido que se encuentra en el té verde, promueve la relajación sin sedación. Combinarlos produce un estado de alerta calmada, ideal para mejorar el enfoque y el rendimiento cognitivo sin la sobreestimulación de la cafeína.

Ritmos Circadianos y el Mejor Momento para Cada Suplemento

Los ritmos circadianos son los ciclos naturales de 24 horas que regulan funciones fisiológicas en el cuerpo, incluyendo el sueño, el metabolismo y los niveles hormonales. Tomar los suplementos en el momento adecuado según estos ritmos puede optimizar su eficacia.

Suplementos matutinos

Vitamina D: Como esta vitamina es sintetizada por el cuerpo a partir de la luz solar, es ideal tomarla por la mañana para alinearla con los ritmos naturales del cuerpo.

Cafeína: Si tomas cafeína para mejorar el rendimiento, consúmela en la mañana o antes del entrenamiento. Evita tomarla en la tarde o noche, ya que puede interferir con el sueño.

Complejo B: Las vitaminas del grupo B ayudan a convertir los alimentos en energía, por lo que tomarlas en la mañana optimiza los niveles de energía durante el día.

Suplementos para el mediodía o después de entrenar

Proteína y Creatina: Estos suplementos son ideales después del entrenamiento para mejorar la recuperación y promover el crecimiento muscular.

Omega-3: Tomar omega-3 junto con una comida rica en grasas saludables ayuda a mejorar su absorción. Puede ser útil al mediodía para mantener el estado antiinflamatorio y de bienestar durante la tarde.

Suplementos nocturnos

Magnesio: Consumirlo en la noche ayuda a relajar el cuerpo y prepara para un sueño de calidad.

Melatonina: Tomarla unos 30-60 minutos antes de dormir ayuda a regular el sueño, especialmente en personas con problemas para conciliarlo.

Ashwagandha: Este adaptógeno puede tomarse en la noche para reducir el estrés y la ansiedad y promover la relajación. Además, ayuda a reducir los niveles de cortisol, lo que favorece un mejor descanso.

Consejo práctico: Considera la hora del día y tus ritmos naturales al planificar tu suplementación. Esto te ayudará a alinear los beneficios de los suplementos con las necesidades específicas de cada momento del día.

Hábitos para Optimizar el Rendimiento Físico y Mental

Además de la suplementación, adoptar hábitos saludables potencia tu rendimiento físico y mental. Estos hábitos ayudan a maximizar los efectos de los suplementos y te permiten mantener un estado óptimo de salud:

Mantén una hidratación adecuada

La deshidratación afecta la concentración, el rendimiento físico y la capacidad de recuperación. Consumir suficiente agua y electrolitos a lo largo del día mejora la absorción de nutrientes y la efectividad de muchos suplementos, especialmente los que ayudan en el rendimiento físico, como la creatina.

Optimiza tu nutrición con alimentos ricos en nutrientes

Aunque los suplementos pueden cubrir algunas carencias, es ideal obtener la mayor parte de los nutrientes a través de una dieta variada y equilibrada. Alimentos ricos en vitaminas, minerales y antioxidantes proporcionan una base sólida que complementa los beneficios de la suplementación.

Establece una rutina de sueño consistente

La falta de sueño afecta negativamente la recuperación, el rendimiento mental y el equilibrio hormonal. Establecer una rutina regular, junto con suplementos como el magnesio o la melatonina si es necesario, ayuda a optimizar el descanso y mejora la disposición para entrenar.

Practica ejercicios de respiración y técnicas de relajación

El estrés crónico interfiere con la absorción y efectividad de ciertos suplementos, especialmente aquellos destinados a mejorar la salud mental y el rendimiento. Incorporar técnicas de respiración y relajación, como la meditación o el yoga, ayuda a reducir el estrés y aumenta la capacidad del cuerpo para responder a la suplementación.

Evalúa y ajusta regularmente tu suplementación

Las necesidades del cuerpo cambian con el tiempo y los objetivos. Revisa periódicamente tu plan de suplementación, observa cómo te sientes y realiza ajustes según tus cambios de actividad, dieta o estado de salud. Esto te permitirá evitar una dependencia excesiva de los suplementos y optimizar su uso de manera consciente.

Estrategias de Motivación y Mentalidad para Lograr tus Objetivos

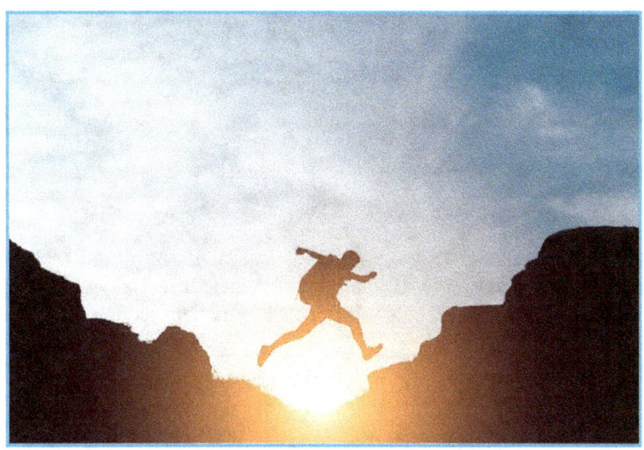

La mentalidad es tan importante como la nutrición, el ejercicio y la suplementación cuando se trata de alcanzar tus objetivos de salud y bienestar. Adoptar una actitud mental positiva y desarrollar herramientas de motivación y resiliencia son clave para mantener el rumbo, especialmente cuando surgen desafíos. Este capítulo te ayudará a entender cómo una mentalidad fortalecida y una motivación sostenida pueden transformar tus objetivos en resultados.

La Importancia de la Mentalidad Positiva

Tu mentalidad determina en gran medida cómo enfrentas los retos, cómo interpretas el éxito y cómo respondes a los fracasos. La forma en que piensas afecta directamente tus hábitos y tu capacidad para sostener un esfuerzo prolongado. Aquí tienes algunos puntos clave sobre cómo una mentalidad positiva influye en tu progreso:

Desarrollo de hábitos de autocompasión y paciencia: Es común ser autocrítico cuando no alcanzas un objetivo o te enfrentas a una recaída. Sin embargo, adoptar una mentalidad positiva implica practicar la autocompasión, entender que el cambio es gradual y que cada paso, incluso el más pequeño, contribuye a tu progreso.

Cambio de enfoque hacia el proceso, no solo el resultado: Cuando te concentras únicamente en el resultado final, como "perder 5 kg" o "aumentar mi fuerza en un 20%", puedes frustrarte si los resultados tardan en llegar. En cambio, enfocarte en el proceso —como entrenar con constancia y mejorar tu alimentación día a día— crea satisfacción y motivación constante.

Efecto en el cuerpo y la salud: La mentalidad positiva reduce el estrés, mejora la recuperación y fortalece el sistema inmune. Varios estudios muestran que una actitud optimista ayuda a mejorar el rendimiento físico y la adherencia a los programas de entrenamiento y nutrición.

Consejo: Practica el "reencuadre positivo" cuando te enfrentes a un desafío. Por ejemplo, en lugar de ver una semana sin progresos como un "fracaso", mírala como una oportunidad para evaluar y ajustar tus hábitos. Cambiar la perspectiva te ayudará a mantenerte motivado a largo plazo.

Establecimiento de Metas SMART

Para mantener la motivación, necesitas objetivos claros y alcanzables. Las metas SMART son un método efectivo para definir tus objetivos de manera concreta y medible. SMART significa:

Específicas (Specific): Define qué quieres lograr exactamente. Evita términos vagos como "estar en forma". En su lugar, establece objetivos específicos, como "hacer ejercicio 4 veces por semana".

Medibles (Measurable): Debes poder medir tu progreso. Por ejemplo, "perder 3 kg en dos meses" o "aumentar mi fuerza en press de banca en 5 kg".

Alcanzables (Achievable): Establece metas que puedas alcanzar de acuerdo a tu situación actual. Si eres principiante, no te pongas objetivos avanzados de inmediato. Comienza con pasos pequeños y aumenta progresivamente.

Relevantes (Relevant): Tus metas deben estar alineadas con tus valores y deseos personales. Pregúntate por qué ese objetivo es importante para ti y asegúrate de que te motive realmente.

Con Tiempo (Time-bound): Pon una fecha límite para cumplir tu objetivo. Esto te da un sentido de urgencia y te permite revisar tu progreso en un plazo determinado.

Ejemplo de meta SMART: "Quiero mejorar mi resistencia corriendo 5 km sin detenerme en los próximos tres meses, entrenando al menos 3 veces por semana."

Consejo: Revisa tus metas cada mes y haz ajustes si es necesario. A medida que avances, establece nuevas metas para mantenerte motivado.

Visualización y Mentalidad de Éxito

La visualización es una técnica de mentalidad que consiste en imaginar de manera vívida y detallada el logro de tus metas. Visualizarte alcanzando el éxito y superando los obstáculos refuerza tu confianza y tu disposición para continuar.

Crea una imagen clara de tus logros: Si tu objetivo es mejorar tu rendimiento físico, visualízate haciendo un entrenamiento completo, sintiéndote fuerte, lleno de energía y satisfecho al final. Cuanto más realista sea la visualización, mayor será su impacto.

Práctica regular de visualización: Dedica de 5 a 10 minutos al día para visualizar tus objetivos, especialmente antes de entrenar o en momentos de desánimo. Esta práctica activa las áreas del cerebro asociadas con el esfuerzo y el logro, lo que ayuda a mejorar el rendimiento real.

Cree en tu capacidad de lograr tus metas: La visualización no solo se trata de imaginar el objetivo final, sino también de reforzar la confianza en tu capacidad para lograrlo. Si te visualizas logrando tus objetivos, el cerebro comienza a asociar esas metas con una capacidad real.

Consejo: Antes de cada sesión de entrenamiento o cada semana, dedica un momento para visualizar cómo quieres sentirte al final del proceso. Esto refuerza tu intención y te ayuda a entrenar con propósito.

Técnicas de Automotivación

La motivación no siempre es constante; habrá días en los que no tengas ganas de entrenar o de cuidar tu alimentación. Aquí tienes algunas técnicas para mantener el enfoque y la automotivación:

Recuerda tu "por qué"

Piensa en la razón principal que te impulsa a mejorar tu salud y condición física. Escribirlo y mantenerlo en un lugar visible te ayuda a recordarlo en momentos de debilidad. Cuando sabes por qué haces algo, es más fácil encontrar la motivación para hacerlo.

Divide tus objetivos en hitos pequeños

En lugar de enfocarte en el objetivo final, divide tu meta en hitos más pequeños y alcanzables. Celebrar cada logro, como aumentar tu peso en los levantamientos o completar una semana de alimentación balanceada, te mantiene motivado y te da un sentido de progreso.

Desarrolla una rutina de recompensas

Asocia tus logros con recompensas positivas. Puedes premiarte después de alcanzar un hito importante, como con una comida especial o una nueva prenda de entrenamiento. Las recompensas crean un sistema de motivación que refuerza tu esfuerzo.

Utiliza afirmaciones positivas

Las afirmaciones son declaraciones que refuerzan tus intenciones y confianza. Frases como "Soy constante y capaz de alcanzar mis metas" o "Cada día me acerco más a mi mejor versión" pueden ayudarte a mantener el enfoque en tus objetivos.

Consejo: Crea un "tablero de motivación" con fotos, frases y objetivos escritos para visualizar lo que deseas alcanzar. Colócalo en un lugar donde puedas verlo a diario para recordar por qué vale la pena el esfuerzo.

Superación de Obstáculos y Reestructuración de Pensamientos

El camino hacia cualquier objetivo está lleno de desafíos, y la clave para superarlos está en la resiliencia. La resiliencia es la capacidad de afrontar y recuperarte de los contratiempos sin abandonar tus metas. Aquí tienes algunas estrategias para desarrollar esta habilidad:

Reestructura los pensamientos negativos

Cuando surgen pensamientos como "esto es muy difícil" o "no soy capaz de lograrlo", intenta reestructurarlos. En lugar de centrarte en el obstáculo, cambia tu enfoque a lo que puedes hacer. Por ejemplo, en lugar de "No estoy avanzando lo suficiente", piensa "Estoy dando lo mejor de mí y progresando cada día".

Aprende a ver los obstáculos como oportunidades de crecimiento

Cada obstáculo es una oportunidad para aprender y mejorar. Si tienes una semana complicada o enfrentas una recaída, toma el tiempo para entender qué ocurrió y cómo puedes superarlo en el futuro. Este enfoque fortalece tu capacidad para continuar incluso cuando surgen problemas.

Desarrolla la autocompasión y evita la autocrítica excesiva

Es común ser duro contigo mismo cuando las cosas no salen como planeas. Sin embargo, la autocrítica excesiva reduce la motivación y puede llevarte a abandonar tus objetivos. En su lugar, practica la autocompasión: date el crédito que mereces por cada esfuerzo y reconoce que todos tenemos días buenos y malos.

Practica la resiliencia en el día a día

La resiliencia se construye poco a poco. Puedes fortalecerla cada día enfrentándote a pequeños desafíos y adoptando una mentalidad de aprendizaje continuo. La clave está en ser constante y en ver cada paso como una contribución valiosa a tus objetivos.

Consejo: Cada vez que enfrentes un obstáculo, realiza una breve reflexión sobre lo que aprendiste y cómo puedes aplicar ese conocimiento la próxima vez. Esta práctica refuerza una mentalidad de crecimiento y te ayuda a avanzar sin importar las dificultades.

Suplementación en la Recuperación y Prevención de Lesiones

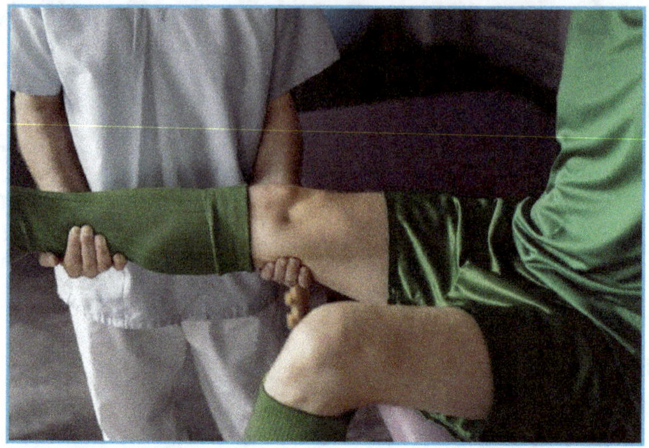

Para cualquiera que practique deporte o entrene regularmente, la recuperación y la prevención de lesiones son aspectos fundamentales para mantener el rendimiento y la salud a largo plazo. Este capítulo explora suplementos que ayudan a reducir la inflamación, mejorar la salud articular y acelerar la recuperación muscular, así como estrategias adicionales para optimizar el descanso y prevenir el sobreentrenamiento.

La inflamación es una respuesta natural del cuerpo ante el estrés del ejercicio, pero una inflamación crónica o excesiva puede ralentizar la recuperación y aumentar el riesgo de lesiones. Aquí tienes algunos suplementos antiinflamatorios naturales que pueden ayudarte a reducir la inflamación y a mejorar la recuperación:

Omega-3 (EPA y DHA)

Los ácidos grasos omega-3, especialmente EPA y DHA, tienen propiedades antiinflamatorias que pueden ayudar a reducir el dolor muscular y mejorar la salud articular. Se encuentran en el aceite de pescado, el aceite de kril y el aceite de algas (ideal para veganos). Además, los omega-3 son esenciales para la salud cardiovascular, lo cual beneficia el rendimiento y la recuperación en general.

Dosis recomendada: 250-500 mg de EPA y DHA combinados al día, de preferencia junto con una comida rica en grasas para mejorar la absorción.

Cúrcuma (Curcumina)

La curcumina, el compuesto activo de la cúrcuma, es conocida por su capacidad antiinflamatoria y antioxidante. Puede ayudar a reducir el dolor muscular post-entrenamiento y mejorar la flexibilidad y la movilidad. La curcumina es mejor absorbida cuando se toma con piperina (extracto de pimienta negra).

Dosis recomendada: 500-1000 mg de extracto de curcumina con piperina al día.

Resveratrol

Este antioxidante se encuentra en la piel de las uvas y en el vino tinto, y se ha demostrado que tiene efectos antiinflamatorios y protege contra el estrés oxidativo. El resveratrol también ayuda en la recuperación y puede reducir el daño celular causado por el entrenamiento intenso.

Dosis recomendada: 200-500 mg diarios.

Consejo: Estos suplementos no solo apoyan la recuperación, sino que también son beneficiosos para la salud general y pueden formar parte de un enfoque integral para reducir la inflamación a largo plazo.

Suplementos para la Salud Articular: Glucosamina, Condroitina y Colágeno

La salud articular es vital para todos los que entrenan regularmente, ya que las articulaciones son especialmente susceptibles al desgaste y al daño con el tiempo. Mantenerlas fuertes y bien nutridas es fundamental para prevenir lesiones.

Glucosamina

La glucosamina es un compuesto natural que ayuda a mantener el cartílago en las articulaciones. Actúa reduciendo el dolor y la rigidez, y previene el desgaste adicional del cartílago. Es comúnmente utilizada para aliviar síntomas de la osteoartritis y puede ser beneficiosa para quienes practican deportes de alto impacto.

Dosis recomendada: 1500 mg diarios, idealmente junto con las comidas para mejorar la absorción.

Condroitina

La condroitina es un complemento de la glucosamina y ayuda a reducir el desgaste del cartílago. Se ha demostrado que mejora la elasticidad y resistencia del cartílago, reduciendo el dolor articular y mejorando la movilidad en quienes sufren de dolor o molestias en las articulaciones.

Dosis recomendada: 800-1200 mg diarios, generalmente en combinación con la glucosamina.

Colágeno

El colágeno es una proteína estructural clave en el tejido conectivo, tendones y ligamentos. La suplementación con colágeno puede mejorar la elasticidad de los tejidos y reducir el dolor articular, especialmente en personas con desgaste articular o atletas que someten a sus articulaciones a cargas pesadas. Los estudios también han encontrado que el colágeno mejora la salud de la piel y otros tejidos.

Dosis recomendada: 10-15 gramos de colágeno hidrolizado al día, idealmente tomado en la mañana o antes de entrenar.

Consejo: La combinación de glucosamina, condroitina y colágeno es una estrategia efectiva para fortalecer las articulaciones y prevenir el desgaste. Es especialmente recomendable en deportes de alto impacto como el running, el CrossFit y el levantamiento de pesas.

Recuperación Muscular: La Importancia de los BCAA, la Proteína y el Magnesio en la Recuperación Post-entrenamiento

La recuperación muscular es esencial para evitar lesiones, mejorar la resistencia y asegurar el crecimiento muscular. Los suplementos que favorecen la recuperación permiten que el cuerpo se adapte mejor a las demandas del entrenamiento.

BCAA (Aminoácidos de Cadena Ramificada)

Los BCAA, compuestos por leucina, isoleucina y valina, son aminoácidos esenciales que el cuerpo utiliza directamente en los músculos. Ayudan a reducir la fatiga y el dolor muscular, y a mejorar la síntesis proteica. Los BCAA son especialmente útiles para quienes entrenan en ayunas o durante sesiones prolongadas de ejercicio.

Dosis recomendada: 5-10 gramos antes o después del entrenamiento.

Proteína

La proteína es fundamental para la recuperación, el crecimiento muscular y la reparación de tejidos dañados. Consumir una cantidad adecuada de proteínas en el día ayuda a mantener la masa muscular y a reducir el riesgo de lesiones por sobreentrenamiento. Las proteínas en polvo, como el suero de leche o proteínas vegetales, son ideales para quienes necesitan un refuerzo proteico tras el entrenamiento.

Dosis recomendada: 1.6-2.2 gramos de proteína por kilogramo de peso corporal al día, distribuida en varias comidas.

Magnesio

El magnesio es esencial para la función muscular y nerviosa, y ayuda a reducir los calambres y el dolor post-entrenamiento. También mejora la relajación muscular y el sueño, lo que facilita una mejor recuperación. Tomarlo por la noche es ideal para optimizar su efecto relajante.

Dosis recomendada: 300-400 mg diarios, de preferencia en la noche para mejorar el sueño y la recuperación.

Consejo: Los BCAA son ideales para una rápida recuperación tras ejercicios intensos, mientras que la proteína y el magnesio ayudan en la recuperación general y en el mantenimiento de la masa muscular a largo plazo.

Estrategias Adicionales de Recuperación

Además de la suplementación, existen prácticas complementarias que ayudan a reducir el riesgo de lesiones y a mejorar la recuperación muscular:

Masajes y terapia de compresión

Los masajes ayudan a reducir la tensión muscular, a mejorar la circulación y a reducir el riesgo de contracturas. La terapia de compresión, como las medias de compresión o los dispositivos de presión, puede acelerar la eliminación de toxinas y reducir la inflamación post-entrenamiento.

Estiramiento y movilidad

Dedicar tiempo al estiramiento y a ejercicios de movilidad es crucial para mantener la flexibilidad y reducir el riesgo de lesiones. Los ejercicios de movilidad específicos ayudan a mejorar el rango de movimiento de las articulaciones y a mantener la salud de los músculos y tendones.

Descanso adecuado y técnicas de relajación

Dormir lo suficiente es fundamental para la recuperación. Técnicas de relajación, como la respiración profunda, el yoga o la meditación, reducen el estrés y ayudan al cuerpo a recuperarse de forma más eficiente. La relajación mejora el estado general de recuperación y evita el agotamiento físico y mental.

Consejo: Dedica al menos un día a la semana a la recuperación activa, realizando estiramientos, movilidad y técnicas de relajación para permitir que el cuerpo se recupere completamente.

Cómo Monitorizar la Recuperación: Signos de Sobreentrenamiento y Prevención de Lesiones Comunes

Monitorizar la recuperación y estar atento a los signos de sobreentrenamiento es esencial para evitar el agotamiento y las lesiones. Aquí tienes algunas estrategias para evaluar tu recuperación y prevenir lesiones:

Reconoce los signos de sobreentrenamiento

Síntomas como fatiga persistente, falta de motivación, disminución del rendimiento, dolores recurrentes o problemas para dormir son señales de que el cuerpo necesita más tiempo para recuperarse. Ignorar estos síntomas puede llevar a lesiones graves o al agotamiento mental.

Ajusta la carga de trabajo

Alterna días de entrenamiento intenso con días de descanso o de baja intensidad. Esto permite que el cuerpo se recupere y evita la fatiga acumulada. También puedes usar una técnica de "carga progresiva", aumentando la intensidad del entrenamiento gradualmente.

Evalúa tu sueño y energía diaria

La falta de sueño y una baja energía durante el día son señales de que el cuerpo está sobrecargado. Asegúrate de dormir entre 7 y 9 horas por noche y de escuchar a tu cuerpo: si te sientes agotado, considera un día de descanso activo.

Usa herramientas de monitoreo de recuperación

Apps y dispositivos como monitores de frecuencia cardíaca o relojes de actividad pueden ayudarte a evaluar tu frecuencia cardíaca en reposo y la variabilidad de la frecuencia cardíaca (HRV), que son indicadores de la recuperación del sistema nervioso. Una frecuencia cardíaca en reposo elevada puede ser un signo de sobreentrenamiento.

Consejo: Dedica tiempo cada semana para evaluar tu recuperación general y realizar ajustes en tu rutina de entrenamiento y suplementación. Escuchar a tu cuerpo es la mejor manera de prevenir el sobreentrenamiento y las lesiones.

Nutrición y Suplementación para el Rendimiento Cognitivo

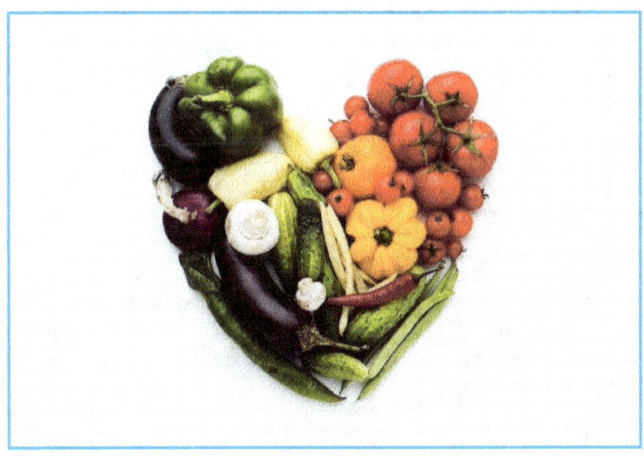

En un mundo donde el ritmo de vida es cada vez más acelerado, mantener un rendimiento mental óptimo se ha convertido en una prioridad para muchas personas. La claridad mental, la concentración y la memoria son aspectos que impactan en nuestro trabajo, estudios y actividades diarias, y se ven influenciados directamente por la nutrición y el estilo de vida. Este capítulo se centra en cómo la alimentación y la suplementación adecuada pueden apoyar la función cognitiva, mejorar la memoria y fortalecer la resistencia mental.

La Conexión entre Nutrición y Rendimiento Cognitivo

La nutrición y el rendimiento cognitivo están estrechamente relacionados. El cerebro consume alrededor del 20% de nuestra energía diaria, lo que significa que los alimentos que ingerimos juegan un papel crucial en su funcionamiento. Los macronutrientes (carbohidratos, proteínas y grasas) y micronutrientes (vitaminas y minerales) aportan al cerebro los compuestos necesarios para mantener las conexiones neuronales, reducir el estrés oxidativo y regular neurotransmisores como la dopamina y la serotonina.

Carbohidratos complejos para energía sostenida

El cerebro depende principalmente de la glucosa para su funcionamiento, por lo que una dieta baja en carbohidratos puede llevar a una disminución en la concentración y claridad mental. Consumir carbohidratos complejos, como granos enteros y legumbres, permite una liberación sostenida de glucosa en el cuerpo, proporcionando energía continua y evitando los altibajos de los niveles de azúcar.

Grasas saludables para la salud cerebral

Las grasas, especialmente los ácidos grasos omega-3, son componentes estructurales esenciales en las células del cerebro. Mejoran la comunicación entre neuronas y ayudan a proteger el cerebro del daño oxidativo. Las fuentes saludables de grasa incluyen el salmón, las nueces, el aceite de oliva y el aguacate.

Proteínas y aminoácidos para los neurotransmisores

Los aminoácidos de las proteínas son los precursores de los neurotransmisores. Por ejemplo, el triptófano se convierte en serotonina, el neurotransmisor asociado con el estado de ánimo, y la tirosina es precursora de la dopamina, asociada con la motivación y la concentración. Las proteínas completas, como las de origen animal, el tofu y la quinoa, son excelentes opciones.

Suplementos para la Concentración y la Memoria: Omega-3, Ginkgo Biloba, Ashwagandha y Rhodiola

Existen suplementos específicos que ayudan a mejorar la concentración, la memoria y la claridad mental. Estos son algunos de los más recomendados:

Omega-3 (DHA y EPA)

Los ácidos grasos omega-3 son esenciales para la función cerebral. El DHA, en particular, es un componente estructural en las membranas neuronales y mejora la comunicación entre las células cerebrales. Estudios demuestran que los omega-3 pueden mejorar la memoria y la velocidad de procesamiento cognitivo, especialmente en adultos mayores.

Dosis recomendada: 250-500 mg de DHA y EPA al día.

Ginkgo Biloba

El ginkgo biloba es un suplemento natural conocido por su capacidad para mejorar la circulación sanguínea en el cerebro. Al mejorar el flujo sanguíneo, aumenta el suministro de oxígeno y nutrientes, ayudando a mejorar la memoria y la concentración.

Dosis recomendada: 120-240 mg al día, preferentemente dividido en dos tomas.

Ashwagandha

La ashwagandha es un adaptógeno que ayuda a reducir el estrés y mejora la resistencia mental. Reduce el cortisol, una hormona del estrés que afecta la memoria y la concentración. La ashwagandha es ideal para quienes buscan un apoyo mental y emocional frente a periodos de alta exigencia.

Dosis recomendada: 300-600 mg de extracto de raíz de ashwagandha estandarizado al día.

Rhodiola Rosea

Otro adaptógeno popular, la Rhodiola rosea es conocida por mejorar el estado de ánimo y la resistencia al estrés. Estudios han demostrado que ayuda a reducir la fatiga mental y mejora la capacidad de concentración en personas que enfrentan situaciones de estrés prolongado.

Dosis recomendada: 200-400 mg al día, idealmente antes de las actividades que requieren alta concentración.

Consejo: Combinar adaptógenos como la ashwagandha y la Rhodiola con omega-3 crea una sinergia que apoya tanto la función cerebral como la resistencia al estrés.

Micronutrientes Esenciales para el Cerebro: Importancia de las Vitaminas B, Magnesio y Zinc

Los micronutrientes son fundamentales para el cerebro, ya que apoyan los procesos de producción de energía y la función de los neurotransmisores. Estos son algunos de los más importantes:

Vitaminas del grupo B (especialmente B6, B9 y B12)

Las vitaminas B son cruciales para la producción de energía en las células del cerebro y ayudan en la síntesis de neurotransmisores. La B12, en particular, protege contra la degeneración cognitiva y mejora la memoria. La deficiencia de estas vitaminas puede afectar negativamente la concentración y el estado de ánimo.

Dosis recomendada: Puedes encontrar suplementos de complejo B que cubran la ingesta diaria recomendada o ajustar la dosis según la deficiencia específica.

Magnesio

El magnesio regula la función nerviosa y ayuda a reducir el estrés y la ansiedad, favoreciendo la relajación sin afectar la claridad mental. Es especialmente útil para personas que necesitan reducir el estrés sin perder el enfoque.

Dosis recomendada: 300-400 mg diarios, preferentemente en la noche.

Zinc

El zinc es un mineral esencial para la memoria y el aprendizaje. Su deficiencia puede llevar a una disminución en la capacidad cognitiva y afectar el estado de ánimo. Ayuda a proteger el cerebro del daño oxidativo y apoya la función de los neurotransmisores.

Dosis recomendada: 10-20 mg al día, preferentemente durante la comida principal.

Consejo: Asegúrate de obtener estos micronutrientes de una dieta variada y, si es necesario, complementarlos según tus necesidades específicas y con asesoría profesional.

Consejos para Optimizar el Rendimiento Cognitivo

Además de la nutrición y la suplementación, existen hábitos y prácticas que pueden ayudarte a optimizar tu rendimiento cognitivo y a mantener una mente activa y alerta.

Establece un hábito de lectura

Leer regularmente mejora la capacidad de concentración y estimula diferentes áreas del cerebro. Dedica al menos 20-30 minutos al día a leer libros, artículos o temas que te interesen.

Práctica de la meditación

La meditación fortalece el enfoque, reduce el estrés y mejora la claridad mental. Al practicar meditación, el cerebro se entrena para ignorar distracciones, lo que mejora la capacidad de concentración en otras áreas de la vida.

Descanso adecuado

Dormir es crucial para el cerebro, ya que permite la consolidación de la memoria y la recuperación cognitiva. Durante el sueño, el cerebro procesa la información del día y fortalece las conexiones neuronales. Dormir entre 7 y 9 horas diarias es ideal para un rendimiento mental óptimo.

Ejercicio físico regular

La actividad física mejora la circulación sanguínea, lo que lleva más oxígeno al cerebro y estimula el crecimiento de nuevas células neuronales. Actividades como el ejercicio aeróbico y el entrenamiento de fuerza son excelentes para la salud mental y la cognición.

Consejo: Combina estos hábitos para mantener una rutina que nutra tu mente y reduzca el estrés. La constancia en estas prácticas puede potenciar el efecto de la suplementación y la nutrición.

Alimentación Balanceada para la Salud Cerebral: Ejemplo de un Día de Alimentación Enfocada en el Bienestar Mental

Una dieta balanceada y rica en nutrientes es esencial para el rendimiento cognitivo. Aquí tienes un ejemplo de un día de alimentación que proporciona los nutrientes necesarios para apoyar la función cerebral.

Desayuno

Avena con nueces, semillas de chía y frutos rojos: La avena proporciona carbohidratos complejos, las nueces y chía son ricas en omega-3, y los frutos rojos tienen antioxidantes que protegen las células del cerebro.

Café o té verde: Ambos contienen cafeína, que mejora la atención, y antioxidantes que protegen el cerebro.

Almuerzo

Ensalada de espinaca, quinoa, aguacate y salmón: Las espinacas son ricas en vitaminas del grupo B, el salmón aporta omega-3 y la quinoa es una fuente de carbohidratos de liberación lenta, lo que ayuda a mantener los niveles de energía.

Aderezo de aceite de oliva y limón: El aceite de oliva aporta grasas saludables que favorecen la función cerebral.

Snack de media tarde

Yogur natural con arándanos y almendras: El yogur es una fuente de probióticos que benefician el eje intestino-cerebro. Los arándanos y las almendras son ricos en antioxidantes y grasas saludables.

Cena

Pollo al horno con batatas y brócoli al vapor: El pollo es una fuente de proteínas para los neurotransmisores, mientras que las batatas y el brócoli aportan carbohidratos complejos y vitamina C, que ayuda a reducir el estrés oxidativo.

Antes de dormir

Infusión de manzanilla y una porción de chocolate negro (70% cacao): La manzanilla ayuda a la relajación y el chocolate negro aporta antioxidantes que favorecen la salud cerebral y el buen estado de ánimo.

Consejo: Incorporar alimentos ricos en nutrientes y balanceados a lo largo del día es clave para sostener un rendimiento cognitivo continuo y mejorar tu bienestar mental.

Planificación y Preparación de Comidas para Apoyar la Suplementación

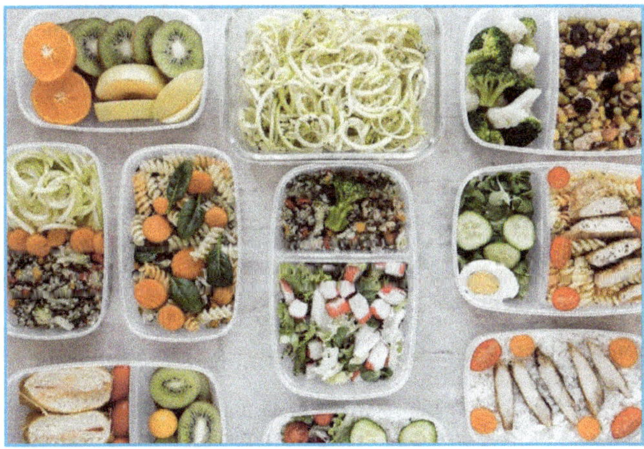

La planificación de comidas no solo facilita el seguimiento de una dieta equilibrada, sino que también puede potenciar el efecto de los suplementos que tomas. Al combinar estratégicamente ciertos alimentos con tus suplementos, ayudas a tu cuerpo a absorber y aprovechar mejor los nutrientes. Este capítulo te enseñará cómo crear un plan de comidas que optimice la suplementación, con ideas de recetas prácticas y consejos para el meal prep que se adapten a tus objetivos de rendimiento físico y mental.

Algunos suplementos se absorben mejor cuando se combinan con ciertos alimentos. Aprovechar estos principios puede hacer una gran diferencia en la eficacia de tu suplementación. A continuación, te explico cómo mejorar la absorción de algunos de los suplementos más comunes:

Vitamina D y Coenzima Q10 con grasas saludables

La vitamina D y la coenzima Q10 son solubles en grasa, lo que significa que su absorción mejora en presencia de grasas. Consumir estos suplementos junto con una comida que incluya aguacate, aceite de oliva, nueces o salmón aumenta su eficacia.

Ejemplo: Toma la vitamina D durante el desayuno junto con una tostada de aguacate o un batido con aceite de coco.

Hierro con vitamina C

El hierro se absorbe mejor cuando se combina con vitamina C. Por ejemplo, si tomas un suplemento de hierro, acompáñalo con frutas ricas en vitamina C, como fresas, naranjas o kiwi.

Ejemplo: Consume tu suplemento de hierro junto con un batido de frutos rojos o un vaso de jugo de naranja.

Calcio y magnesio en diferentes momentos del día

Aunque el calcio y el magnesio son fundamentales para la salud ósea y muscular, compiten entre sí por la absorción en el intestino. Para maximizar su efectividad, consume el calcio durante el día (por ejemplo, con una comida), y toma el magnesio por la noche, idealmente antes de dormir para promover la relajación y el descanso.

Omega-3 con comidas

Los ácidos grasos omega-3 se absorben mejor con alimentos, especialmente si contienen grasas saludables. Tomar el suplemento de omega-3 junto con una comida rica en grasas, como una ensalada con aceite de oliva o un plato de pescado, mejora su biodisponibilidad.

Ejemplo: Consume tu suplemento de omega-3 con el almuerzo o la cena, junto con una fuente de grasas saludables.

Consejo: Planificar cuándo y con qué alimentos consumir tus suplementos puede marcar una gran diferencia en su efectividad. Consulta siempre con un profesional de salud si tienes dudas sobre combinaciones de suplementos.

Elaboración de un Plan Semanal de Comidas

Una planificación semanal te asegura consumir todos los nutrientes que necesitas y facilita el cumplimiento de tu plan de suplementación. Aquí tienes una guía paso a paso para crear un plan equilibrado:

Define tus objetivos nutricionales

Antes de comenzar, ten claro tu objetivo: ¿buscas mejorar tu rendimiento físico, ganar masa muscular, reducir grasa corporal o mejorar la salud en general? Esto determinará tu distribución de macronutrientes y la elección de suplementos.

Selecciona fuentes de proteínas, carbohidratos y grasas

Incluye en tu plan una fuente de proteínas de alta calidad en cada comida (pollo, pescado, huevos, legumbres), carbohidratos complejos para energía sostenida (arroz integral, batatas, quinoa) y grasas saludables (aguacate, frutos secos, aceite de oliva).

Incorpora alimentos ricos en vitaminas y minerales

Asegúrate de incluir frutas y verduras variadas para obtener una amplia gama de vitaminas y minerales. Alimentos como espinacas, zanahorias, arándanos y pimientos son excelentes opciones para una nutrición equilibrada que potencie tus suplementos.

Lunes

Desayuno: Batido de proteínas con espinacas, plátano y leche de almendra (con suplemento de vitamina D).

Almuerzo: Ensalada de salmón, quinoa, aguacate y espinacas (con omega-3).

Cena: Pechuga de pollo al horno con batatas y brócoli.

Martes

Desayuno: Avena con frutos rojos, semillas de chía y nueces.

Almuerzo: Pavo asado con arroz integral y verduras asadas.

Cena: Filete de pescado con puré de coliflor y ensalada verde.

Prepara snacks y comidas adicionales

Incluye snacks saludables como frutas frescas, yogur griego con frutos secos, o hummus con palitos de zanahoria. Esto asegura que tengas opciones nutritivas entre comidas y te ayuda a mantener un suministro constante de nutrientes.

Consejo: Dedica un tiempo los domingos para planificar tus comidas y hacer una lista de compras. Esto simplifica tu semana y asegura que cada comida se alinee con tus metas nutricionales y de suplementación.

Recetas Prácticas para la Salud y el Rendimiento

Aquí tienes algunas ideas de recetas fáciles y prácticas que no solo aportan sabor, sino que también mejoran el rendimiento físico y mental:

Desayuno: Tostadas de aguacate con huevo y espinacas

Ingredientes: 1 aguacate, 2 huevos, 1 taza de espinacas frescas, 2 rebanadas de pan integral.

Instrucciones: Tuesta el pan y coloca rodajas de aguacate sobre cada rebanada. Cocina los huevos al gusto y añádelos sobre el aguacate. Saltea las espinacas y agrégalas al plato. Este desayuno es ideal para tomar con suplementos de vitamina D y omega-3.

Comida: Ensalada de quinoa con salmón, nueces y espárragos

Ingredientes: 1 taza de quinoa cocida, 1 filete de salmón a la parrilla, 1/4 taza de nueces, espárragos al vapor, espinacas frescas, aceite de oliva y limón.

Instrucciones: Coloca la quinoa en un bol, añade el salmón desmenuzado, las nueces y los espárragos. Aliña con aceite de oliva y limón. Este plato es perfecto para mejorar la absorción de suplementos de coenzima Q10 y omega-3.

Cena: Tacos de lechuga con pollo al limón y aguacate

Ingredientes: 1 pechuga de pollo en tiras, lechuga romana, 1 aguacate, jugo de limón, sal y pimienta.

Instrucciones: Cocina las tiras de pollo con limón, sal y pimienta. Rellena las hojas de lechuga con el pollo y añade rodajas de aguacate. Puedes consumir esta cena ligera con magnesio para una mejor recuperación y descanso.

Consejo: Estas recetas son ricas en nutrientes, fáciles de preparar y complementan eficazmente cualquier régimen de suplementación.

Consejos para el Meal Prep

El meal prep (preparación de comidas) es una herramienta fundamental para mantener una alimentación balanceada, ahorrar tiempo y apoyar la suplementación. Aquí tienes algunas técnicas para organizar tus comidas de la semana:

Planifica y haz una lista de compras

Define tus recetas para la semana y haz una lista detallada de los ingredientes. Esto te ahorrará tiempo en el supermercado y te ayudará a mantenerte enfocado en tus objetivos de nutrición.

Cocina en grandes cantidades

Prepara proteínas, carbohidratos y vegetales en grandes cantidades. Por ejemplo, cocina varias porciones de arroz, pechugas de pollo y verduras al vapor. Guarda cada ingrediente en recipientes separados para combinarlos durante la semana.

Divide las comidas en porciones

Utiliza recipientes individuales para dividir tus comidas en porciones, lo que facilita el control de las cantidades y asegura que cada comida esté balanceada y lista para consumir.

Congela lo necesario

Si preparas comidas para toda la semana, congela aquellas que no vas a consumir en los primeros días para mantener su frescura. Descongélalas la noche anterior para disfrutarlas en su mejor estado.

Consejo: Dedica un par de horas al meal prep los domingos. Este tiempo invertido garantiza que tus comidas estén listas, lo cual reduce las tentaciones de comer fuera de casa y asegura que cada alimento potencie tu plan de suplementación.

Opciones de Snacks Saludables para Mejorar la Energía y la Recuperación

Los snacks son una excelente forma de mantener el nivel de energía y apoyar la recuperación entre comidas principales. Aquí tienes algunas opciones saludables que complementan tu suplementación y son fáciles de preparar:

Yogur griego con frutos rojos y semillas de chía

Alto en proteínas y antioxidantes, este snack apoya la recuperación muscular y mejora la salud digestiva.

Tiras de pavo con hummus y palitos de zanahoria

Rico en proteínas y fibra, este snack es excelente para mantener el apetito bajo control y mejorar la energía a lo largo del día.

Batido de proteínas con espinacas, plátano y mantequilla de almendras

Este batido es ideal como snack pre o post-entrenamiento. Combina proteínas con carbohidratos de rápida absorción para apoyar la recuperación muscular.

Nueces y frutas secas

Las nueces aportan grasas saludables, mientras que las frutas secas proporcionan carbohidratos de rápida absorción. Este snack es fácil de llevar y mantiene la energía sin sobrecargar de azúcar.

Consejo: Mantén algunos de estos snacks listos en la semana para evitar picos de hambre y apoyar tu nivel de energía en todo momento.

Suplementación para Diferentes Tipos de Entrenamiento

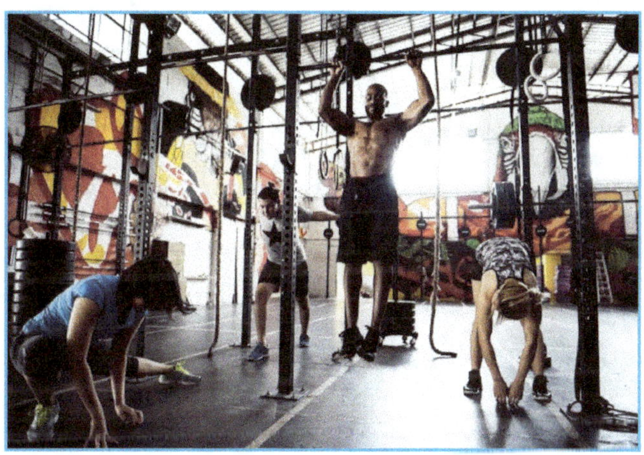

Cada tipo de entrenamiento presenta demandas únicas para el cuerpo, por lo que la elección de suplementos debe alinearse con las necesidades específicas de la actividad. Ya sea que entrenes para ganar fuerza, resistencia o mejorar tu flexibilidad, existen suplementos que pueden potenciar tu rendimiento y recuperación. Este capítulo te guiará a través de los suplementos más adecuados para cada tipo de entrenamiento, optimizando los resultados en función de tus metas.

El entrenamiento de fuerza y resistencia muscular incluye actividades como el levantamiento de pesas, el entrenamiento de resistencia con bandas y el trabajo de hipertrofia muscular. En este tipo de entrenamiento, el objetivo es aumentar la fuerza, la potencia y el tamaño muscular, por lo que los suplementos que ayudan en la síntesis de proteínas, la recuperación muscular y la producción de energía son especialmente beneficiosos.

Creatina

La creatina es uno de los suplementos más investigados y efectivos para mejorar la fuerza y el rendimiento en ejercicios de alta intensidad y corta duración. La creatina ayuda a aumentar la producción de ATP, la fuente de energía que utilizan los músculos para levantar peso, y favorece la ganancia de masa muscular.

Dosis recomendada: Fase de carga de 20 g al día durante 5-7 días, seguida de una dosis de mantenimiento de 3-5 g diarios.

Proteína (suero, caseína, proteína vegetal)

La proteína es esencial para la síntesis muscular y la recuperación post-entrenamiento. Consumir suficiente proteína ayuda a reducir el catabolismo muscular y promueve la ganancia de masa magra. La proteína de suero es ideal para el post-entrenamiento, ya que se absorbe rápidamente, mientras que la caseína es una opción excelente para antes de dormir debido a su digestión lenta.

Dosis recomendada: 20-30 g de proteína en polvo después del entrenamiento o 1.6-2.2 g/kg de peso corporal distribuidos a lo largo del día.

BCAA (Aminoácidos de Cadena Ramificada)

Los BCAA (leucina, isoleucina y valina) ayudan a reducir la fatiga muscular y a mejorar la recuperación. Son especialmente útiles si entrenas en ayunas o durante entrenamientos largos, ya que aportan aminoácidos esenciales directamente a los músculos.

Dosis recomendada: 5-10 g antes o después del entrenamiento, dependiendo de tus necesidades y duración de la sesión.

Consejo: Combina la creatina y los BCAA para maximizar la fuerza y la recuperación, y asegúrate de consumir proteína de calidad en las horas posteriores al entrenamiento.

Entrenamiento de Resistencia (Cardio, Fondo)

El entrenamiento de resistencia incluye actividades cardiovasculares de larga duración, como correr, ciclismo y natación. Este tipo de entrenamiento exige una fuente constante de energía y electrolitos para mantener la hidratación y evitar la fatiga. Aquí tienes algunos suplementos clave para la resistencia:

Electrolitos

Los electrolitos (sodio, potasio, magnesio y calcio) ayudan a mantener el equilibrio de líquidos en el cuerpo, previenen los calambres musculares y son fundamentales para quienes entrenan durante periodos prolongados y sudan abundantemente.

Dosis recomendada: 500-1000 mg de sodio y 200-400 mg de potasio por hora de actividad intensa, ajustando según el nivel de sudoración.

Carbohidratos de absorción rápida

Los carbohidratos de absorción rápida, como la maltodextrina o la dextrosa, son ideales para mantener los niveles de glucosa en sangre y proporcionar energía inmediata durante los entrenamientos de resistencia. Estos carbohidratos ayudan a prevenir la fatiga y a mantener el rendimiento.

Dosis recomendada: 30-60 g de carbohidratos por hora en entrenamientos superiores a 90 minutos.

Beta-alanina

La beta-alanina ayuda a retrasar la acumulación de ácido láctico en los músculos, lo que permite mantener el esfuerzo durante más tiempo. Este suplemento es especialmente útil para quienes realizan entrenamientos de alta intensidad y resistencia, como el ciclismo de fondo y las carreras de larga distancia.

Dosis recomendada: 3-6 g diarios, divididos en dosis de 1-2 g a lo largo del día para evitar la sensación de hormigueo.

Consejo: Durante el entrenamiento de resistencia, alterna los electrolitos y los carbohidratos de rápida absorción para mantener la energía y la hidratación. Esto te ayudará a prevenir el agotamiento y a mantener el rendimiento hasta el final de la sesión.

Entrenamiento HIIT y CrossFit

El entrenamiento de intervalos de alta intensidad (HIIT) y el CrossFit combinan ejercicios de fuerza y resistencia en sesiones de corta duración, pero muy exigentes. Estas modalidades requieren suplementos que ayuden a maximizar la energía y la recuperación, ya que el desgaste es alto en cada sesión.

Cafeína

La cafeína es un estimulante que aumenta el estado de alerta, reduce la percepción de esfuerzo y mejora el rendimiento en ejercicios de alta intensidad. Tomarla antes de un entrenamiento HIIT o de CrossFit puede ayudar a mejorar la potencia y la resistencia durante los intervalos.

Dosis recomendada: 3-6 mg de cafeína por kg de peso corporal, aproximadamente 30-60 minutos antes del entrenamiento.

Proteínas y carbohidratos de rápida absorción

Dado que los entrenamientos HIIT y CrossFit demandan una recuperación rápida, consumir una fuente de proteínas y carbohidratos después del entrenamiento ayuda a reponer las reservas de glucógeno y a iniciar el proceso de reparación muscular.

Dosis recomendada: 20-30 g de proteínas junto con 30-50 g de carbohidratos de rápida absorción post-entrenamiento.

Electrolitos

Al igual que en los entrenamientos de resistencia, los entrenamientos HIIT y CrossFit producen una gran pérdida de líquidos y electrolitos debido a la sudoración intensa. Mantener el equilibrio de electrolitos es crucial para evitar calambres y mantener la hidratación.

Dosis recomendada: 500-1000 mg de sodio, junto con una mezcla de potasio y magnesio, dependiendo de la duración e intensidad del entrenamiento.

Consejo: Toma un pre-entrenamiento con cafeína y asegúrate de reponer proteínas y carbohidratos tras el entrenamiento para maximizar la energía y mejorar la recuperación muscular.

Yoga, Pilates y Deportes de Flexibilidad

El yoga, pilates y otros deportes de flexibilidad se enfocan en la movilidad, la fuerza del core y la salud articular. Aunque no son ejercicios de alta intensidad, pueden beneficiarse de suplementos que promuevan la salud de las articulaciones, la relajación y la recuperación del estrés físico.

Colágeno

El colágeno es una proteína que ayuda a mantener la elasticidad y resistencia de las articulaciones y los tejidos conectivos. Consumir colágeno mejora la salud articular y fortalece los tendones, lo que es esencial en actividades que exigen un rango de movimiento elevado.

Dosis recomendada: 10-15 g de colágeno hidrolizado al día, preferentemente con una fuente de vitamina C para mejorar su absorción.

Magnesio

El magnesio es un mineral esencial para la relajación muscular y la función nerviosa. Tomar magnesio después del entrenamiento ayuda a reducir la tensión muscular, lo cual es ideal para quienes practican deportes de flexibilidad.

Dosis recomendada: 300-400 mg al día, idealmente en la noche para favorecer la relajación y el sueño.

Ashwagandha

La ashwagandha es un adaptógeno que ayuda a reducir el estrés y mejora la resistencia mental. Este suplemento es especialmente beneficioso para quienes buscan una práctica de yoga o pilates orientada al bienestar mental, ya que reduce el cortisol y favorece un estado de calma.

Dosis recomendada: 300-600 mg de extracto de raíz de ashwagandha estandarizado al día.

Consejo: Incorpora el colágeno y el magnesio para optimizar la recuperación y reducir la rigidez articular y muscular, mejorando así la calidad de tus sesiones de flexibilidad.

Ejemplos de Suplementación Según el Entrenamiento: Dosis y Momentos Recomendados

A continuación, se presentan ejemplos específicos sobre cómo y cuándo tomar ciertos suplementos según el tipo de entrenamiento:

Entrenamiento de fuerza

Antes: 5 g de creatina y 5 g de BCAA.

Después: 20-30 g de proteína de suero y 3-5 g de creatina (si no la tomaste antes).

Entrenamiento de resistencia

Durante: 500-1000 mg de electrolitos y 30-60 g de carbohidratos por hora (si es una sesión larga).

Después: 20-30 g de proteína y 1-2 g de beta-alanina.

Entrenamiento HIIT/CrossFit

Antes: 3-6 mg de cafeína por kg de peso corporal y 5 g de BCAA.

Después: 20-30 g de proteína de suero y 30-50 g de carbohidratos de rápida absorción.

Yoga/Pilates

Antes: 5-10 g de colágeno hidrolizado y una fuente de vitamina C.

Después: 300-400 mg de magnesio en la noche para mejorar la recuperación y el descanso.

Consejo: Ajusta la dosis y el momento de cada suplemento según tus necesidades y objetivos específicos. La clave es adaptarte a las demandas del entrenamiento y asegurarte de que el cuerpo tenga el apoyo necesario para rendir al máximo y recuperarse de manera eficiente.

Mitos y Realidades sobre la Suplementación

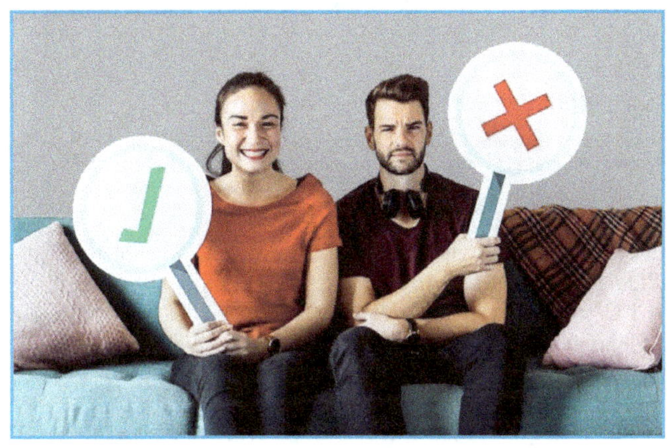

La suplementación es un campo lleno de promesas y, en muchos casos, de exageraciones. A medida que la industria de los suplementos ha crecido, también lo han hecho los mitos y conceptos erróneos, alimentados por estrategias de marketing que buscan explotar las necesidades y deseos de las personas. Para tomar decisiones informadas y obtener verdaderos beneficios de los suplementos, es fundamental distinguir entre lo que está respaldado por la ciencia y lo que no es más que publicidad sin fundamento. En este capítulo, abordaremos algunos de los mitos más comunes, lo que dice la ciencia y cómo evitar caer en marketing engañoso para hacer compras inteligentes.

Suplementos Populares: ¿Mito o Realidad?

Aquí desglosamos algunos de los suplementos más populares y evaluamos si los beneficios que se les atribuyen están respaldados por la ciencia o si son exageraciones del marketing.

Multivitamínicos

Mito: "Los multivitamínicos son indispensables para cubrir todas tus necesidades nutricionales."

Realidad: Para muchas personas con una dieta equilibrada, los multivitamínicos no son estrictamente necesarios y es posible cubrir la mayoría de los requerimientos con una alimentación variada. Sin embargo, pueden ser útiles en personas con restricciones dietéticas, como veganos o personas con problemas de absorción de nutrientes.

Evidencia científica: Algunos estudios sugieren que los multivitamínicos no ofrecen beneficios significativos en la prevención de enfermedades crónicas para personas con una dieta saludable. Sin embargo, pueden ayudar a prevenir deficiencias específicas en grupos de riesgo, como adultos mayores y personas con dietas restrictivas.

BCAA (Aminoácidos de Cadena Ramificada)

Mito: "Los BCAA son esenciales para el crecimiento muscular y la recuperación después del ejercicio."

Realidad: Si consumes suficiente proteína en tu dieta (de alimentos completos o suplementos), los BCAA adicionales no suelen ofrecer beneficios significativos en el crecimiento muscular. Los BCAA son tres de los nueve aminoácidos esenciales presentes en la proteína completa, por lo que su efecto es redundante si la dieta ya es rica en proteínas.

Evidencia científica: Estudios indican que los suplementos de proteína completa (como el suero de leche o la caseína) son más eficaces para la recuperación y el crecimiento muscular, ya que aportan todos los aminoácidos esenciales, no solo los BCAA.

Colágeno

Mito: "El colágeno mejora la salud de la piel, las articulaciones y retrasa el envejecimiento."

Realidad: El colágeno es una proteína que se encuentra naturalmente en el cuerpo y se descompone en aminoácidos durante la digestión. Aunque el cuerpo puede utilizar esos aminoácidos para crear colágeno, no hay garantías de que se destinen exclusivamente a la piel o las articulaciones.

Evidencia científica: Existe evidencia preliminar que sugiere que el colágeno puede mejorar la elasticidad de la piel y la salud articular en algunos casos, pero su eficacia varía según la persona y la calidad del producto. Para aquellos interesados en la salud articular, también hay otros suplementos bien respaldados, como la glucosamina y el MSM.

Quemadores de grasa

Mito: "Los quemadores de grasa aceleran el metabolismo y ayudan a perder peso rápidamente."

Realidad: Los "quemadores de grasa" suelen contener cafeína y otros estimulantes que pueden aumentar el gasto energético temporalmente, pero su efecto en la pérdida de peso es marginal. La pérdida de peso sostenible sigue dependiendo principalmente de una dieta adecuada y ejercicio regular.

Evidencia científica: La mayoría de los ingredientes de los quemadores de grasa no tienen suficiente evidencia para respaldar sus afirmaciones. Los efectos suelen ser leves y temporales, y los productos pueden presentar riesgos de efectos secundarios, como aumento de la presión arterial y ansiedad.

Vitamina C para el sistema inmunológico

Mito: "La vitamina C previene resfriados y otras enfermedades al fortalecer el sistema inmunológico."

Realidad: Si bien la vitamina C es importante para el sistema inmunológico, tomar grandes dosis de esta vitamina no ha demostrado prevenir resfriados en la mayoría de las personas. Puede, sin embargo, reducir la duración y la gravedad de los síntomas en aquellos que tienen deficiencia o bajo consumo regular de vitamina C.

Evidencia científica: Los estudios sugieren que la suplementación de vitamina C solo tiene un efecto moderado en reducir la duración del resfriado común en ciertas personas, especialmente en atletas o personas bajo estrés intenso.

Lo que la Ciencia Respalda frente a Creencias Populares

Algunos suplementos tienen efectos bien documentados y están respaldados por evidencia científica sólida, mientras que otros se promocionan de forma exagerada sin pruebas concluyentes. Veamos qué es lo que la ciencia respalda:

Proteína en polvo

La proteína en polvo tiene respaldo científico para ayudar en la recuperación muscular y la ganancia de masa magra, especialmente en personas activas que no alcanzan sus necesidades proteicas diarias a través de la dieta. La proteína de suero, en particular, es una fuente de alta calidad y de rápida absorción, ideal para después del entrenamiento.

Creatina

La creatina es uno de los suplementos más estudiados y ha demostrado ser eficaz para mejorar la fuerza, la potencia y el rendimiento en deportes de alta intensidad. También ayuda a aumentar la masa muscular y la recuperación. Su seguridad y efectividad han sido confirmadas en diversos estudios y, al no ser un estimulante, puede usarse de forma prolongada sin efectos secundarios significativos para la mayoría de las personas.

Omega-3 (EPA y DHA)

Los ácidos grasos omega-3 tienen respaldo científico por sus beneficios en la salud cardiovascular, la función cerebral y su papel antiinflamatorio. Los omega-3 se consideran esenciales porque el cuerpo no puede producirlos, y los estudios han demostrado que una dieta alta en omega-3 reduce el riesgo de enfermedades cardíacas y mejora la función cognitiva.

Vitamina D

La vitamina D es fundamental para la salud ósea, la función inmune y el estado de ánimo. La deficiencia de vitamina D es común en muchas personas debido a la falta de exposición solar, y la suplementación ha demostrado mejorar la salud general, especialmente en personas con deficiencias.

Magnesio

El magnesio es esencial para la función muscular y nerviosa, la regulación del sueño y la producción de energía. Su deficiencia puede causar calambres musculares, fatiga y problemas de sueño, y la suplementación puede ayudar a mejorar estos síntomas, especialmente en personas activas.

Cómo Evitar Caer en Marketing Engañoso y Comprar de Forma Informada

La industria de la suplementación mueve miles de millones de dólares al año, y las empresas suelen hacer afirmaciones llamativas para atraer compradores. Aprender a identificar el marketing engañoso te ayudará a evitar gastar dinero en productos innecesarios o ineficaces. Aquí tienes algunas estrategias para comprar suplementos de forma informada:

Investiga los ingredientes y sus efectos

No te dejes llevar por afirmaciones como "natural", "revolucionario" o "clínicamente probado". Investiga los ingredientes principales y busca estudios que respalden sus beneficios. La información científica está disponible en publicaciones revisadas por pares y sitios web confiables de salud.

Cuidado con las afirmaciones exageradas

Los suplementos que prometen resultados rápidos, como "pérdida de peso en 7 días" o "aumento de masa muscular en una semana", suelen exagerar sus efectos o incluso usar ingredientes peligrosos. La pérdida de peso y el crecimiento muscular son procesos graduales que no ocurren de la noche a la mañana.

Opta por productos con certificación de calidad

Busca suplementos con certificaciones de calidad de organismos externos, como NSF International, USP o GMP (Good Manufacturing Practices). Estas certificaciones indican que el producto ha pasado por pruebas de pureza, potencia y calidad, y que es seguro para el consumo.

Evita los "suplementos milagrosos"

Algunos productos se promocionan como una "cura milagrosa" para una amplia variedad de problemas. Desconfía de cualquier suplemento que se presente como una solución para múltiples problemas de salud, ya que es poco probable que un solo producto pueda tratar una variedad de condiciones de forma efectiva.

Lee las reseñas de fuentes confiables

Aunque las reseñas en línea pueden ser útiles, es importante leer opiniones de fuentes confiables, como sitios web de salud y nutrición o expertos en el tema. Las reseñas de los mismos sitios de ventas pueden ser manipuladas, por lo que es recomendable investigar en diferentes plataformas.

Consulta a un profesional antes de iniciar un nuevo suplemento

Un nutricionista o profesional de la salud puede ayudarte a seleccionar suplementos que realmente necesites y que se adapten a tus objetivos y estilo de vida. Además, pueden ofrecerte una dosis adecuada y monitorear tus resultados, evitando así cualquier posible efecto adverso o interacción con otros suplementos o medicamentos.

Consideraciones Finales y Planificación de Tu Suplementación

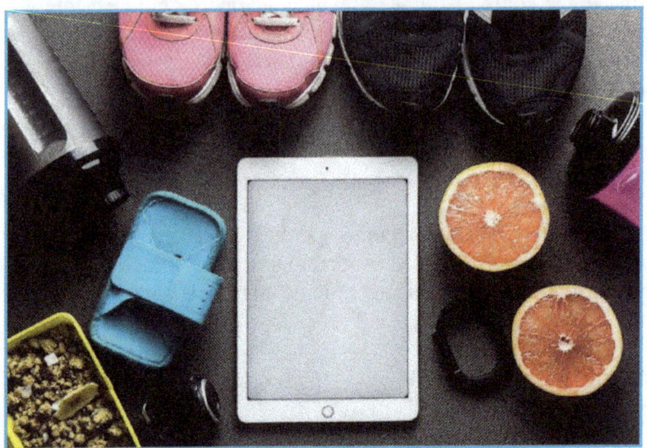

La suplementación puede ser un aliado poderoso en tu viaje hacia una salud óptima, pero su éxito depende en gran medida de la planificación, la evaluación continua y el compromiso con un estilo de vida saludable. Este capítulo reúne las mejores prácticas para que puedas comenzar con la suplementación de forma segura, adaptar tu plan según tus necesidades cambiantes y acceder a fuentes confiables de información para mantenerte bien informado.

Cómo Hacer un Seguimiento de tus Resultados

Un aspecto clave para saber si tu plan de suplementación está funcionando es llevar un seguimiento de tus resultados. Los cambios pueden ser sutiles y no siempre evidentes al principio, por lo que registrar tus progresos puede ayudarte a notar mejoras y realizar ajustes cuando sea necesario. Aquí tienes algunos métodos para realizar un seguimiento efectivo:

Establece objetivos medibles

Define metas específicas desde el principio. Por ejemplo, si tomas un suplemento de proteína para ganar masa muscular, establece un objetivo en términos de fuerza, tamaño muscular o peso corporal. Si tomas melatonina para mejorar el sueño, mide la calidad y duración del sueño en semanas o meses.

Registra tus síntomas y bienestar

Lleva un diario de síntomas o una bitácora de bienestar donde puedas anotar cambios en tus niveles de energía, estado de ánimo, digestión o calidad del sueño. Esto es especialmente útil para los suplementos que impactan en el bienestar general, como el magnesio, la ashwagandha o los omega-3.

Mide el progreso físico

Para suplementos relacionados con el rendimiento físico, utiliza métricas concretas, como el peso levantado en los entrenamientos, las repeticiones, el tiempo de recuperación o tu resistencia en actividades de cardio. Esto te permitirá ver si los suplementos de rendimiento, como la creatina o los BCAA, están cumpliendo su función.

Realiza análisis de laboratorio

Algunos suplementos, como la vitamina D, la vitamina B12 y el hierro, se pueden monitorear mediante análisis de sangre. Realizar exámenes antes y después de varios meses de suplementación puede ayudarte a confirmar si tus niveles están en el rango ideal y ajustar las dosis según sea necesario.

Sé paciente y constante

Recuerda que los resultados de la suplementación no son instantáneos. Muchos suplementos requieren varias semanas o meses para mostrar resultados visibles. La consistencia es clave: sigue un régimen regular y da tiempo a tu cuerpo para adaptarse.

Recomendaciones para Iniciar con la Suplementación de Forma Segura

La seguridad es fundamental al comenzar un plan de suplementación. Es importante empezar con el enfoque adecuado para evitar problemas como sobredosificación o interacciones indeseadas.

Consulta a un profesional

Antes de empezar a tomar suplementos, consulta a un nutricionista o médico, especialmente si tienes condiciones de salud preexistentes o estás tomando medicamentos. Un profesional puede guiarte en las dosis adecuadas y en el tipo de suplementos que realmente necesitas.

Inicia con dosis bajas y ajusta gradualmente

Si es tu primera vez tomando un suplemento, empieza con la dosis más baja recomendada y observa cómo responde tu cuerpo. Esto es especialmente importante en suplementos con efectos estimulantes, como la cafeína, para evitar efectos secundarios como nerviosismo o ansiedad.

Evita combinar demasiados suplementos al mismo tiempo

Iniciar con muchos suplementos simultáneamente puede dificultar el seguimiento de los efectos individuales y aumentar el riesgo de interacciones. Introduce un suplemento a la vez, permitiendo entre dos y cuatro semanas antes de añadir otro para observar sus efectos.

Lee las etiquetas y asegúrate de la pureza del producto

No todos los suplementos son iguales en términos de calidad y pureza. Opta por productos de marcas reconocidas y con certificaciones de calidad como NSF, USP o GMP, que garantizan que el producto cumple con los estándares de seguridad y que sus ingredientes son los que dice la etiqueta.

Mantente bien hidratado y lleva una dieta equilibrada

La suplementación es un apoyo, pero los alimentos siguen siendo la base. Lleva una dieta equilibrada y consume suficiente agua para ayudar en la absorción y metabolismo de los suplementos.

Cómo Adaptar tu Suplementación con el Tiempo

A medida que tus objetivos, necesidades y estado de salud cambian, tu plan de suplementación también puede necesitar ajustes. Adaptar la suplementación te permitirá maximizar sus beneficios a lo largo de tu vida.

Revisa tu plan de suplementación cada 3 a 6 meses

La suplementación efectiva es dinámica. Haz una evaluación cada cierto tiempo para ver si estás alcanzando tus objetivos y si es necesario ajustar dosis o añadir/quitar algún suplemento. Esto es especialmente útil si cambian tus metas, por ejemplo, de aumentar masa muscular a mejorar la salud general.

Ajusta según tu estilo de vida y temporada

Algunos suplementos pueden ser más necesarios en ciertas épocas del año. Por ejemplo, en invierno, la vitamina D suele ser más necesaria debido a la menor exposición solar. Si aumentas la intensidad de tu entrenamiento, podrías necesitar más proteína o electrolitos para apoyar la recuperación.

Escucha a tu cuerpo

Si notas efectos secundarios, como digestión lenta, insomnio o ansiedad, considera ajustar la dosis o eliminar el suplemento problemático. No todos los suplementos son adecuados para todas las personas; personaliza tu suplementación en función de lo que mejor funcione para ti.

Monitorea los resultados en función de tus cambios de salud y envejecimiento
A medida que envejeces, tus necesidades nutricionales cambian. Adultos mayores pueden necesitar más vitamina D, calcio y magnesio para el apoyo óseo, mientras que los adolescentes en crecimiento pueden necesitar hierro y proteínas adicionales. Adaptar la suplementación a cada etapa de la vida es clave para mantener la salud.

Fuentes Confiables de Información y Estudios Actuales

Con la cantidad de información disponible en línea, es esencial contar con fuentes confiables y basadas en evidencia para tomar decisiones informadas sobre la suplementación. Aquí tienes algunas fuentes y consejos para evaluar la calidad de la información:

Publicaciones científicas revisadas por pares

Consulta bases de datos científicas como PubMed o Google Scholar, donde puedes acceder a estudios revisados por expertos en la materia. Estas publicaciones ofrecen evidencia directa sobre la efectividad y seguridad de cada suplemento.

Instituciones de salud confiables

Organizaciones como la Clínica Mayo, los Institutos Nacionales de Salud (NIH), la Organización Mundial de la Salud (OMS) y el Servicio Nacional de Salud (NHS) son fuentes confiables que proporcionan información respaldada por expertos y estudios actualizados.

Profesionales certificados en nutrición y medicina

Los nutricionistas y médicos con experiencia en suplementación pueden ofrecerte recomendaciones personalizadas basadas en evidencia. Muchos también comparten información en blogs y redes sociales, pero asegúrate de que estén acreditados y tengan un enfoque científico.

Revistas especializadas en salud y nutrición

Publicaciones como *The American Journal of Clinical Nutrition* y *The Journal of Nutrition* publican estudios y revisiones confiables sobre suplementación. Estas revistas se especializan en temas de salud y nutrición y suelen ser buenas fuentes de información actualizada.

Consulta revisiones sistemáticas y meta-análisis

Las revisiones sistemáticas y los meta-análisis son estudios que analizan los resultados de múltiples investigaciones sobre un tema específico, brindando un panorama general de la evidencia disponible. Estas revisiones son útiles para tener una visión objetiva de la eficacia de los suplementos.

Preguntas Frecuentes

Para finalizar, aquí tienes respuestas a algunas de las preguntas más comunes sobre la suplementación:

¿Es necesario tomar suplementos si llevo una dieta equilibrada?

No necesariamente. Una dieta completa y equilibrada puede cubrir la mayoría de tus necesidades nutricionales, pero algunos suplementos pueden ser beneficiosos para ciertas personas (como vitamina B12 para veganos o vitamina D para quienes viven en climas fríos).

¿Puedo tomar varios suplementos al mismo tiempo?

Sí, puedes combinar suplementos, pero es importante introducir uno a la vez y conocer los posibles efectos de cada uno. Además, algunos suplementos pueden interferir con la absorción de otros, por lo que es útil distribuirlos a lo largo del día o consultarlo con un profesional.

¿Cuánto tiempo debo tomar un suplemento para notar resultados?

Esto varía según el suplemento y el objetivo. Algunos, como la cafeína, producen efectos inmediatos, mientras que otros, como la vitamina D o la CoQ10, requieren varias semanas o incluso meses de uso constante para mostrar beneficios significativos.

¿Es seguro tomar suplementos a largo plazo?

En general, sí, siempre que se sigan las dosis recomendadas y se eviten suplementos innecesarios. Sin embargo, es importante evaluar la necesidad de cada suplemento y ajustar las dosis según las recomendaciones de un profesional.

¿Cuáles son los mejores suplementos para empezar?

Esto depende de tus necesidades individuales, pero los más comunes incluyen un multivitamínico de calidad, vitamina D si tienes poca exposición solar, omega-3 para la salud cardiovascular y proteínas para el crecimiento y recuperación muscular en personas activas.

Recursos Adicionales y Bibliografía

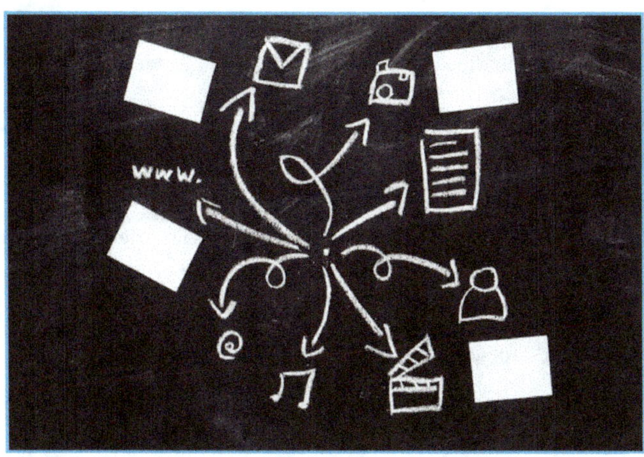

El mundo de la suplementación, la nutrición y el fitness está en constante evolución, y mantenerse informado con fuentes confiables es esencial para lograr resultados de forma segura y efectiva. Este capítulo te proporciona una lista de referencias científicas, sitios web, aplicaciones y lecturas recomendadas para que puedas profundizar en el tema y realizar un seguimiento óptimo de tus objetivos.

Referencias Científicas y Lecturas Recomendadas

Las investigaciones científicas son la base para comprender la eficacia y seguridad de los suplementos. A continuación, te proporcionamos una lista de revistas y estudios que suelen abordar temas relacionados con la suplementación, la nutrición y el rendimiento físico.

Publicaciones científicas revisadas por pares

Estas son revistas y bases de datos científicas que publican estudios sobre nutrición, suplementación y medicina deportiva. Aquí encontrarás evidencia científica confiable y actualizada sobre la eficacia de diferentes suplementos:

The American Journal of Clinical Nutrition: Publica investigaciones originales y revisiones sobre temas de nutrición, incluido el impacto de los suplementos en la salud.

The Journal of the International Society of Sports Nutrition (JISSN): Se centra en investigaciones relacionadas con la nutrición deportiva, incluyendo el uso de suplementos para el rendimiento.

PubMed: Una base de datos gratuita de investigaciones médicas y científicas. Puedes buscar estudios específicos sobre suplementos y nutrición.

The New England Journal of Medicine (NEJM): Una de las revistas médicas más prestigiosas que a menudo publica estudios y revisiones sobre temas de salud y nutrición.

Artículos científicos clave sobre suplementación

Algunos estudios han marcado un antes y un después en la comprensión de ciertos suplementos. Aquí te menciono algunos de los más influyentes:

Creatine Supplementation and Exercise Performance: Un estudio que establece la eficacia de la creatina en el aumento de fuerza y potencia.

Vitamin D Supplementation and Muscle Function: Revisión de los efectos de la vitamina D en la salud ósea y muscular.

The Effects of Fish Oil on Heart Health: Un meta-análisis sobre los beneficios del omega-3 en la salud cardiovascular.

Revisiones sistemáticas y meta-análisis

Las revisiones sistemáticas y los meta-análisis combinan los resultados de múltiples estudios para ofrecer una visión general y bien fundamentada sobre un tema específico. Estos estudios son especialmente útiles para temas controvertidos o con evidencia mixta. Puedes encontrar revisiones relevantes sobre:

Efectos de la cafeína en el rendimiento deportivo.

Beneficios y riesgos de los antioxidantes.

Impacto del magnesio en el sueño y el manejo del estrés.

Sitios Web y Aplicaciones para Monitoreo y Optimización

El uso de herramientas digitales puede ayudarte a realizar un seguimiento preciso de tu progreso y optimizar tus objetivos de fitness, salud y suplementación. A continuación, te recomiendo sitios web y aplicaciones que son recursos confiables para el monitoreo y la planificación.

Sitios web confiables

Examine.com: Este sitio se especializa en investigar la efectividad y seguridad de los suplementos. Publica resúmenes de estudios sobre cientos de suplementos, ofreciendo un análisis imparcial y basado en evidencia.

MyFitnessPal: Una plataforma de seguimiento de alimentos y macros. Puedes registrar tu ingesta de nutrientes y llevar un control sobre tus necesidades calóricas, proteínas, grasas y carbohidratos, lo cual es esencial para optimizar la suplementación.

National Institutes of Health (NIH) - Office of Dietary Supplements: Proporciona información imparcial sobre diversos suplementos, sus efectos y recomendaciones de consumo.

Labdoor: Evalúa la pureza y calidad de suplementos comerciales, clasificándolos según su efectividad y seguridad. Es útil para quienes desean asegurarse de que sus suplementos contengan lo que prometen y sean seguros.

Aplicaciones para monitoreo y seguimiento

Cronometer: Una aplicación avanzada de seguimiento de alimentos que proporciona un desglose detallado de micronutrientes, además de macronutrientes. Ideal para personas que buscan asegurar la ingesta adecuada de vitaminas y minerales junto con sus suplementos.

Fitbod: Esta aplicación de entrenamiento personaliza tus rutinas en función de tu progreso y nivel. Te permite planificar tu suplementación de acuerdo con los días de entrenamiento y descanso.

Sleep Cycle: Monitorear la calidad del sueño es fundamental, especialmente si tomas suplementos para mejorar el descanso (como melatonina o magnesio). Esta app analiza tu patrón de sueño y te ayuda a optimizar tu rutina nocturna.

Athlytic (para usuarios de Apple Watch): Proporciona datos sobre recuperación, estrés y rendimiento físico, lo que puede ayudarte a saber cuándo necesitas apoyo adicional con ciertos suplementos, como proteínas o adaptógenos.

Calculadoras en línea

Calculadoras de requerimientos calóricos y macronutrientes, como las de *Precision Nutrition* o *Macro Calculator* de IIFYM, que te ayudan a establecer objetivos nutricionales diarios y complementar tu dieta con los suplementos adecuados.

Calculadoras de necesidades de agua y electrolitos: Útiles para quienes entrenan a alta intensidad y necesitan optimizar la hidratación, especialmente al tomar suplementos como la creatina.

Para aquellos que deseen una comprensión más profunda sobre suplementación, nutrición y fitness, existen libros y artículos que ofrecen información extensa, respaldada por evidencia científica y explicada de manera accesible. A continuación, te menciono algunas recomendaciones:

Libros sobre suplementación y nutrición deportiva

Supplements: The Ultimate Supplement Guide for Men de Mike Matthews: Ofrece una guía clara y práctica sobre los suplementos más útiles para hombres que buscan mejorar su salud y rendimiento físico.

Nutritional Supplements in Sports and Exercise de Ira Wolinsky y Judy Driskell: Este libro aborda la evidencia científica detrás de los suplementos deportivos y su aplicación práctica para el rendimiento.

The Complete Guide to Sports Nutrition de Anita Bean: Una guía completa sobre nutrición deportiva que cubre los principios básicos de la suplementación y su aplicación en el contexto del rendimiento y la salud.

The Endurance Diet de Matt Fitzgerald: Este libro está dirigido a deportistas de resistencia y explica cómo optimizar la nutrición para la recuperación y el rendimiento a través de una suplementación adecuada.

Artículos y recursos digitales

How to Make Sense of Supplement Research: Un artículo de Examine.com que explica cómo leer estudios científicos sobre suplementos y evaluar su validez.

The Athlete's Guide to Sports Supplements de el *American College of Sports Medicine*: Una guía sobre el uso de suplementos en deportes de alto rendimiento. Cubre temas como la hidratación, el equilibrio de electrolitos y los suplementos de apoyo para la recuperación.

ConsumerLab: Una plataforma de pago que ofrece revisiones imparciales y análisis de laboratorio de diversos suplementos en el mercado. Incluye guías sobre efectividad, pureza y dosis recomendadas.

Podcasts y blogs educativos

The Drive de Peter Attia: Este podcast aborda temas de longevidad, salud metabólica y suplementación desde una perspectiva científica. Muchos episodios se centran en el impacto de ciertos nutrientes y suplementos en la salud a largo plazo.

FoundMyFitness de Rhonda Patrick: Un podcast y blog que exploran temas de salud y nutrición basados en investigación científica, incluyendo episodios específicos sobre la vitamina D, el omega-3, y otros suplementos clave.

Sigma Nutrition Radio: Este podcast está dirigido por Danny Lennon y se enfoca en la nutrición basada en evidencia. Muchos episodios analizan el uso de suplementos y su impacto en el rendimiento deportivo y la salud general.

Cómo Evaluar Fuentes de Información sobre Suplementación

Es importante aprender a identificar y evaluar fuentes de información confiables sobre suplementación para evitar caer en el marketing o en información inexacta. Aquí tienes algunas pautas para asegurarte de que la información que consumes es de calidad:

Busca autores acreditados

Asegúrate de que el autor o la fuente de la información tenga credenciales y formación en nutrición, medicina o ciencias del ejercicio. Verifica si el contenido ha sido revisado por expertos o si se basa en estudios publicados en revistas científicas.

Consulta estudios revisados por pares

La investigación revisada por pares es la base de la ciencia confiable. Busca información en bases de datos como PubMed, Google Scholar o ResearchGate, donde puedes leer resúmenes de estudios y artículos completos.

Verifica las referencias de las afirmaciones

Las fuentes confiables suelen respaldar sus afirmaciones con referencias a estudios científicos. Desconfía de artículos que carecen de referencias o solo citan a otros blogs o sitios web sin respaldo científico.

Evita fuentes con conflicto de intereses

Muchas marcas de suplementos publican "información" que en realidad es marketing disfrazado de ciencia. Busca fuentes independientes y considera los conflictos de interés antes de tomar en serio la información.

Mantente actualizado

La ciencia de la suplementación está en constante evolución. Síguete informando y actualizando tu conocimiento con nuevas investigaciones y revisiones que te ayuden a ajustar tu suplementación de acuerdo con la última evidencia disponible.

Mensaje Final

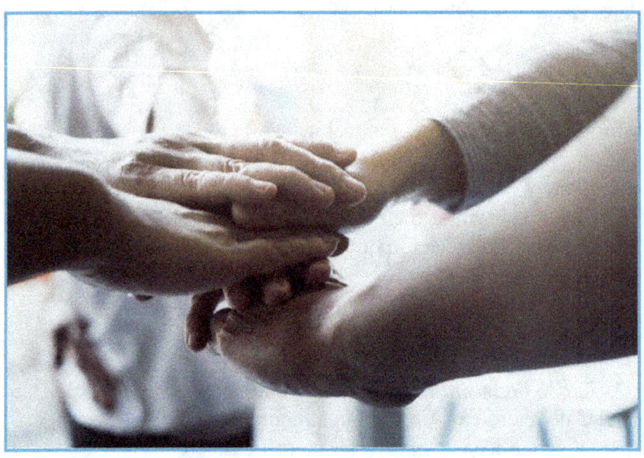

Antes de cerrar este libro, quiero agradecerte por haberme acompañado en este recorrido hacia una vida más saludable y equilibrada. Has dedicado tiempo y esfuerzo para comprender cómo la suplementación, junto con el ejercicio, la nutrición y el descanso, puede transformar tu bienestar. Este no es un camino fácil, pero has dado un gran primer paso al invertir en tu conocimiento y preparación.

Recuerda que cada cambio que haces, por pequeño que parezca, es un avance hacia tus objetivos. La clave está en la constancia, en mantener un compromiso diario con tu salud, y en escucharte y ajustarte según lo que mejor funcione para ti. En el proceso, habrá días de avances y días de desafíos, y en ambos momentos, seguir adelante será lo que marque la diferencia.

No dudes de tu capacidad para lograr cualquier meta que te propongas. Confía en tu disciplina y en el poder de tus decisiones diarias. Si algo de este libro ha servido para fortalecer tu determinación y para ayudarte a conocer mejor tu cuerpo y sus necesidades, entonces este esfuerzo habrá valido la pena.

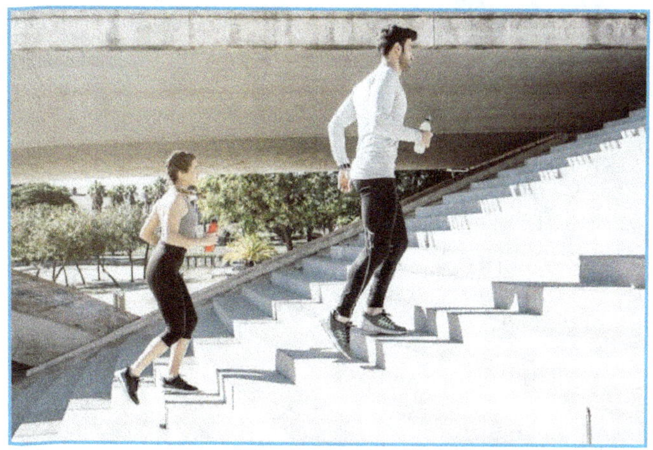

"El éxito es la suma de pequeños esfuerzos repetidos día tras día." — Robert Collier

Con cada paso que das, estás más cerca de tu mejor versión. ¡Sigue adelante con confianza y nunca subestimes el impacto positivo que estás creando para tu vida!